Collection **marabout service**

W0348409

Dr R. BOURGARIT

Soignez votre enfant par l'homéopathie

marabout

Sommaire

Ce livre comportera une étude clinique et thérapeutique des 13 points suivants :

Sommaire

Introduction

Pendant mes quarante ans de pratique médicale, les parents de mes petits patients m'ont bien souvent demandé le titre d'un livre capable de leur permettre d'apporter un premier secours à leur enfant.

C'est là un comportement spontané et naturel que de tenter de soulager un malade par tous les moyens possibles. Toute famille a généralement une petite pharmacie d'urgence comportant quelques médicaments pour la fièvre, les douleurs et quelques maladies courantes. Avec des moyens simples, toutes les mères essaient de «faire quelque chose» pour leur enfant soit avant de recourir au médecin, soit en attendant sa venue.

Le but de cet ouvrage est d'essayer de substituer aux thérapeutiques familiales traditionnelles une thérapeutique homéopathique.

Tant que j'exerçais j'ai toujours préféré donner moi-même le conseil qui me paraissait le meilleur, par téléphone si je ne pouvais pas voir rapidement le malade. J'ai toujours hésité à confier à un livre le choix d'une thérapeutique, même anodine, car je sais parfaitement la responsabilité que représente la prise en charge de la santé d'un malade en général et d'un enfant en particulier.

Maintenant j'ai cessé d'exercer et, pour répondre à la demande du grand nombre de familles qui m'avait fait confiance, je me sens obligé de donner, par écrit, les conseils que je donnais auparavant par téléphone.

Mais je voudrais également tenter de bien faire comprendre à ceux qui essaieront d'utiliser ce livre : **les circonstances** dans lesquelles ils peuvent éventuellement prendre le risque **d'une thérapeutique personnelle** et **les renseignements** qu'ils doivent obtenir par leur observation, soit pour choisir leur remède, soit **pour informer leur médecin** homéopathe habituel, s'ils éprouvent le besoin de lui demander conseil.

La première décision d'une mère décidée à soigner son enfant est de **choisir le type de thérapeutique** qu'elle envisage, **et le praticien** qui s'en chargera.

Le choix entre allopathie et homéopathie est généralement fait en fonction d'une expérience déjà ancienne ou de conseils d'amis. Il est en tout cas rarement fondé sur une connaissance exacte de la différence qui existe entre l'une et l'autre méthode.

Le choix du médecin obéit souvent aux mêmes mobiles : habitude ou information par des tiers. La famille fait alors un acte de confiance aveugle car il lui est impossible de connaître exactement la qualité et la profondeur des connaissances du praticien choisi.

Mon intention n'est pas ici d'approfondir la théorie homéopathique, ni de prétendre que je suis personnellement plus qualifié qu'un autre pour donner des conseils. Je dirai simplement que **l'homéopathie est fondée sur des bases sérieuses.** C'est une médecine expérimentale établie à partir d'une observation très minutieuse de l'action des substances médicamenteuses sur l'organisme de sujets humains sains.

Et je dirai aussi que mon expérience personnelle après plus de trente ans de pratique homéopathique me permet d'affirmer que la très grande majorité des cas cliniques de l'enfant peut être soignée par homéopathie.

Vous pouvez donc, à mon avis, faire confiance à cette technique thérapeutique, mais il faut aussi savoir qu'elle est très différente de la technique allopathique. **Il sera très important de respecter certaines règles que je considère comme indispensables.**

Les règles d'établissement d'un traitement homéopathique

Vous devez savoir apprécier les cas dans lesquels il est possible d'essayer vous-même un traitement, et ce n'est pas toujours facile

Vous pouvez aussi bien vous laisser impressionner par un symptôme sans gravité mais intense, que ne pas discerner une manifestation peu bruyante mais cependant inquiétante.

Le degré de fièvre par exemple n'est souvent pas du tout proportionnel à la gravité de la maladie. Le chiffre indiqué par le thermomètre, même au-delà de 40, ne veut pas toujours dire que la situation est inquiétante.

Une diarrhée facile, sans douleurs mais presque constante, peut passer inaperçue dans des couches, et être le début d'une toxicose.

Il est donc indispensable d'avoir une certaine expérience familiale, ou de se fier à celle d'une autre personne.

Quant au maniement des remèdes homéopathiques, il demande lui-même une expérience qui peut avoir été acquise par la famille ou par l'entourage. La lecture d'un livre suffira rarement à la remplacer.

Vous devez apprendre à observer des symptômes, plutôt qu'à faire le diagnostic d'une maladie

C'est indispensable pour vous aider à choisir le bon remède si vous voulez essayer de le trouver vous-même.

C'est également indispensable si vous prévenez votre homéopathe et s'il doit vous conseiller, avant de voir votre enfant.

Un des principes essentiels de l'homéopathie est de **choisir les remèdes** non seulement en fonction des symptômes propres d'une maladie, mais surtout **en fonction des réactions personnelles, particulières et caractéristiques de chaque malade.**

Il est donc indispensable de bien observer tout ce que peut présenter «de nouveau», un malade donné. Les symptômes les plus évidents, les plus violents ne sont pas forcément les plus caractéristiques :

— ces grands symptômes ont généralement des particularités (localisations, irradiations, horaires, conditions d'aggravation ou d'amélioration) qui les rendent différents chez les uns et chez les autres;

— certains symptômes secondaires, apparemment sans rapport direct avec la maladie, peuvent avoir une grande importance pour juger du choix d'un remède.

Donc les symptômes utiles pour un homéopathe ne sont pas les mêmes que pour un allopathe.

Vous devez choisir votre remède en fonction du malade et non pas de la maladie

L'enseignement de la médecine officielle (dite allopathique), et les habitudes prises le plus souvent dans les familles est de faire d'abord un diagnostic de maladie et de donner ensuite un traitement semblable pour tout ceux qui présentent cette maladie. Pour une grippe, une rougeole, une otite ou une bronchite, il existe des gammes de médicaments très proches qui conviennent à tous ceux qui en sont atteints. Les prescriptions des médecins allopathes utilisent également ces mêmes gammes de remèdes pour tout malade présentant ces mêmes maladies.

Il existe donc une forte tendance à continuer de pratiquer ainsi avec les médicaments homéopathiques.

Les médecins débutants en homéopathie, et, à plus

forte raison, les familles qui veulent essayer de la pratiquer, sont très tentés de trouver des «recettes» thérapeutiques pour «les maladies».

Ils y sont souvent encouragés par certains manuels de thérapeutique homéopathique familiale qui conseillent des traitements (et non pas des médicaments à choisir) fondés sur le nom de la maladie. Il existe aussi des sortes de spécialités toutes faites, des complexes de médicaments homéopathiques à donner selon un diagnostic exact ou supposé tel (par exemple : pour la toux, pour les vers, pour la diarrhée, pour la laryngite, etc...).

Dans tous ces cas le principe est de donner les remèdes homéopathiques selon la technique allopathique et c'est précisément ce que je vous demande de ne pas faire.

Il faut que vous vous imprégniez de cette idée fondamentale :

— que pour toute maladie donnée, il n'existe jamais une solution thérapeutique valable pour tous;

— qu'il sera toujours nécessaire de faire un choix entre différents remèdes et que ce choix se fera donc en fonction des symptômes qui permettent d'individualiser chaque malade.

Une grippe par exemple, nécessitera peut-être autant de remèdes différents qu'il y a de membres dans une famille, si les réactions fébriles, générales et psychiques ne sont pas les mêmes pour tous : ils ont bien la même maladie, mais ils n'ont pas les mêmes réactions à leur maladie parce qu'ils n'ont pas exactement le même tempérament : le remède homéopathique à donner à chacun sera donc probablement différent.

Vous ne devez donner qu'un seul remède

Lorsque vous aurez choisi convenablement un remède, il faut le donner seul, le laisser agir et observer son action, au moins pendant 24 heures.

En effet, tout ce que l'on sait de l'action des remèdes

homéopathiques, résulte de l'expérimentation de substances isolées absorbées par des sujets sains. On ne sait absolument pas ce qu'elles donneraient, expérimentalement, si elles avaient été associées. **On ne peut donc jamais dire quelle est l'exacte intéraction de deux ou de plusieurs médicaments.** Leur effet s'ajoute-t-il ? Se neutralise-t-il ? Aucune preuve n'en a jamais été donnée. Tout ce que l'on a pu en dire, ne relève que de pures suppositions ou d'observations sujettes à caution. Vous ne pouvez donc prendre le moindre risque à ce sujet, même si certains médecins que vous connaissez font des prescriptions multiples. C'est leur affaire. Ils en prennent la responsabilité. Vous, vous ne devez pas la prendre parce que vous n'avez ni leur formation, ni leur expérience.

Par ailleurs, si vous avez donné plusieurs remèdes et qu'un homéopathe doive prescrire après vous, il lui sera impossible de reconnaître ce qui continue d'agir s'il y a eu mélange de remèdes. On ne peut discerner l'action (positive ou négative) d'un remède que s'il a été donné tout seul.

Il vous faut résister à la tentation de donner plusieurs des remèdes que je vous indiquerai pour chaque maladie. Pensant que tel symptôme convient bien à tel remède et que tel autre convient tout aussi bien à tel autre, vous aurez envie de donner tous les deux en alternance. Alors pourquoi pas trois, et puis quatre, et même plus !

Ne vous laissez pas aller à cette tentation, elle risque de faire plus de mal que de bien à votre enfant.

Ne donnez pas à la fois des remèdes homéopathiques, et des remèdes allopathiques

Contrairement à ce que beaucoup de gens supposent, l'association homéopathie + allopathie n'est généralement pas dangereuse. Elle est même possible dans certains cas, mais elle ne relèvera que de la décision d'un médecin capable d'en prendre la responsabilité et d'en assurer la surveillance.

Vous, vous ne pouvez le faire pour la même raison que vous ne pouvez donner plusieurs remèdes homéopathiques en même temps. Vous rendriez, ainsi, la charge du médecin qui viendra peut-être après vous, plus difficile et ce peut-être au préjudice de la santé de votre enfant. Il lui sera, en effet, impossible de juger de l'action véritable de l'une ou de l'autre médication si elles ont été associées, et il devra laisser passer un certain temps pour laisser ces actions se dissiper avant de pouvoir intervenir plus efficacement. Ce sera du temps perdu dont vous serez en partie responsable.

Evitez de prendre ce risque. Choisissez, selon vos préférences ou vos possibilités, entre l'une ou l'autre technique, mais **ne les associez pas.**

N'attendez pas plus de 24 à 48 heures pour montrer votre enfant à un praticien

Le temps d'action d'un remède dans les maladies aiguës est rapide. S'il n'a pas agi convenablement **dans les 24 heures** c'est qu'il n'avait pas été bien choisi.

Si la situation de votre malade reste sérieuse ou s'aggrave, même légèrement, il ne faut en aucun cas attendre plus longtemps pour consulter un homme de l'art.

Si la situation s'est partiellement améliorée ou si elle est moins inquiétante, vous pouvez peut-être faire un deuxième essai thérapeutique. Vous arrêtez la première médication et vous en donnez une autre, choisie sur des symptômes différents, ou nouveaux. Mais, vous ne devez, en aucun cas, laisser passer encore une fois plus de 24 heures pour laisser la responsabilité d'un traitement différent à votre médecin.

La pratique homéopathique ainsi conçue demande donc un certain **apprentissage** que vous ne pourrez peut-être pas acquérir immédiatement. Il se peut que vous vous trouviez bien embarrassé pour décider du choix du bon remède parmi ceux que j'indique. Si vous hésitez je vous demande de ne pas donner n'importe quoi en vous disant que «si ça ne fait pas de bien, ça ne fera en tout cas pas de mal».

Un des buts de ce livre n'est pas seulement d'essayer de vous apprendre à pratiquer l'homéopathie, mais surtout de vous aider à **participer à l'action de votre médecin** lorsqu'il vous interrogera au téléphone ou lorsque vous devrez lui répondre au moment de la consultation.

Dans la majorité des cas aigus que je signalerai dans cet ouvrage, j'ajouterai généralement une liste de symptômes à observer qui vous aideront non seulement dans votre propre choix, mais qui aideront aussi votre homéopathe si c'est lui qui doit décider du remède à donner.

Les particularités des remèdes homéopathiques

L'achat

Les remèdes homéopathiques se trouvent en pharmacie sous diverses formes. Les plus habituelles sont :
— **une forme liquide,** dite teinture-mère ;
— **une forme granules :** petites boules de sucre imbibées du principe actif, du volume d'une grosse tête d'épingle en verre, contenues dans des tubes d'environ cinq centimètres de long, de la grosseur d'un petit doigt ;
— **une forme globules :** tout petits grains de la grosseur d'une tête d'épingle en acier, contenus dans un petit tube de 2 ou 3 centimètres de long, dit tube-dose.

Les deux formes (globules et granules) sont, en plus du nom de la substance active, définis par un chiffre indiquant le degré de leur dilution :
— quelquefois **décimale,** le chiffre de la dilution est alors suivi du sigle X ;
— le plus souvent en **centésimale,** le chiffre de la dilution est alors suivi du sigle CH (centésimale hahnemannienne).

Votre problème ne sera jamais de choisir vous même la forme d'un médicament, ni sa dilution (on parle d'ailleurs plutôt de dynamisation).

Lorsque vous voudrez essayer un remède homéopathique, je vous conseille de le demander de la façon suivante, dans tous les cas : **« donnez-moi un tube-granules de tel remède en cinq CH. »**

Comment faire prendre les remèdes homéopathiques

Différents cas se présentent :

■ **A un nourrisson :** faire dissoudre 5 granules pour 24 heures dans 50 gr d'une eau minérale neutre, et faire prendre ce mélange par cuillerées à café, directement dans la bouche, ou mélangé dans un biberon d'eau ou de lait. Les prises seront d'autant plus rapprochées que le cas sera plus sérieux, ou les symptômes violents. Après 24 heures ne plus utiliser ce mélange.

■ **A un enfant plus grand :** on donne les granules directement dans la bouche, par un ou par deux (la quantité n'a que peu d'importance). On recommande généralement à l'enfant de laisser fondre sans «croquer» mais il n'y arrive pas souvent. Cela n'a d'ailleurs pas d'importance. L'absorption du remède se fait tout aussi bien par la muqueuse œsophagienne que par la muqueuse buccale.

Les prises sont à donner à quelque distance d'une prise alimentaire ou d'une boisson «goûteuse» (jus de fruit, thé ou chicorée), mais il n'est pas indispensable que le délai dépasse plus de 20 à 30 minutes.

La fréquence des prises médicamenteuses

Qu'il s'agisse de cuillerées à café ou de granules, il y a différentes manières de procéder :

■ **Dans les maladies à crises :** (par exemple : vomissements, diarrhées, quintes de toux, crises douloureuses, etc...) il faut donner le médicament : après chacune des crises ou accès ou lors des recrudescences, lorsque les symptômes les plus violents s'estompent, et donc avant qu'ils ne réapparaissent.

■ **Dans les états continus :** (par exemple : fièvre

constante, congestions locales bien établies, douleurs persistantes, etc...) il faudra répéter les prises à intervalles d'autant plus rapprochés que les symptômes sont importants : de 5 en 5 minutes dans les cas suraigus, le plus souvent toutes les 2 ou 3 heures, quelquefois toutes les 6 ou 12 heures. L'idéal serait de ne donner qu'une seule prise du remède, et de ne le renouveler éventuellement qu'en fonction des symptômes : si par exemple il y a réapparition des troubles après une amélioration passagère.

Contrairement à ce qui est généralement conseillé en allopathie (poursuivre un traitement pendant un nombre de jours déterminé à l'avance), **on doit interrompre une médication homéopathique dès que les symptômes qui l'ont indiquée sont améliorés, en voie d'amélioration ou disparus.** Il faut donc cesser tout traitement dès que le malade va mieux, et aussi longtemps que l'amélioration persiste.

S'il y a **rechute** : *avec les mêmes symptômes* que précédemment il faudra redonner une ou plusieurs prises du précédent remède ; *avec des symptômes différents*, il faudra probablement changer le remède.

Je ne reviendrai pas, tout au long de cet ouvrage sur le problème de la posologie dans chaque cas. Partout où je n'en dirai rien des prises médicamenteuses seront celles que je viens d'exposer ici.

Dans quelques cas, concernant d'ailleurs plutôt le psychisme et le sommeil, j'indiquerai une prescription éventuellement différente.

Les teintures-mères, c'est-à-dire le remède homéopathique très peu dilué et sous forme liquide, seront également indiquées particulièrement dans quelques cas très rares.

La pharmacie homéopathique familiale

Demander au pharmacien les remèdes suivants en tubes granules 5 CH.

■ **Trousse minimum** : 30 remèdes

Aconitum Napel	Cuprum Metal	Lycopodium
Apis Mellifica	Dulcamara	Mercurius sol.
Arnica montana	Eupatorium perf.	Nux vomica
Arsenicum album	Euphrasia	Phosphorus
Belladonna	Ferrum phos.	Phytolacca
Bryonia alba	Gelsemium	Podophyllum
Cantharis	Hyosciamus	Pulsatilla
Capsicum	Ipeca	Rhus tox.
Chamomilla	Kalium bichrom.	Sabadilla
Colocynthis	Lachesis	Urtica Urens

■ **Remèdes plus accessoires — souvent utiles** : (30 de plus)

Argentum nitricum	Coffea	Opium
Arum triphyllum	Conium	Petroleum
Aurum metal.	Drosera	Plumbum
Baryta carbonica	Graphites	Pyrogenium
Berberis	Hydrastis	Rheum
Borax	Ignatia	Ruta
Camphora	Iodum	Sanguinaria
China officinalis	Kreosotum	Staphysagria
Cina	Mercurius	
		Strammonium
Coccus cacti	Natrum sulf.	Therebinthinium

Quelques types caractéristiques d'enfants malades

Un des grands principes homéopathiques, nous l'avons déjà dit, est de considérer que **chaque enfant réagit à sa maladie d'une façon différente** et que c'est sur cette différence que se fera le choix du remède qui convient à chacun.

A l'extrême, cela voudrait dire que dans tous les cas il faudrait imaginer un nouveau remède pour chaque malade. La vérité clinique est moins sévère, heureusement. Les possibilités réactionnelles de l'organisme humain ne sont pas infinies. On trouve des groupements symptomatiques semblables chez des sujets dont le « tempérament » est voisin.

Les êtres humains en général, et les enfants en particulier, peuvent être regroupés en « types sensibles » chez lesquels on retrouve le même genre de réaction à la maladie.

C'est ainsi que tout au long de l'exposé des maladies que je ferai un peu plus loin on verra souvent réapparaître des remèdes déjà indiqués pour tout autre chose. C'est précisément parce que le mode réactionnel de l'enfant est semblable, quelle que soit la maladie dont il est atteint.

Certains de ces modes sont plus ou moins associés à d'autres et il est bien des cas où l'on ne peut attribuer à un enfant malade un type très caractéristique. C'est alors l'observation clinique minutieuse qui permettra de valoriser plus ou moins tel ou tel groupe de symptômes pour arriver au bon remède. Il y faut quelquefois une longue expérience.

Par contre certains enfants sont tout à fait «typiques» et pour ceux-là la prescription est relativement simple.

Le type Aconitum

Il s'agit en général, d'un enfant vigoureux, actif, présentant **des réactions violentes à sa maladie**. Il est particulièrement sensible aux agressions fortes : froid brusque lorsque le vent passe au nord, coup de chaleur, traumatisme physique ou affectif, une frayeur par exemple. Il manifeste ses symptômes avec une intensité maximale : *la fièvre s'élève très rapidement* et atteint des chiffres très élevés, les douleurs sont intenses. Le tout s'accompagne d'*une réaction violente du cœur* qui bat très vite et très fort, on peut le voir soulever les côtes et les espaces intercostaux, il semble même qu'on l'entende à distance.

Tous ces symptômes entraînent un état *d'anxiété* et *d'agitation*. Ce sont par exemple des enfants qui réclament le médecin et qui s'inquiètent s'il tarde à arriver. Ils ne peuvent dormir et s'agitent «fébrilement» dans leur lit ou sur les genoux de leur mère. Ils pleurent parce qu'ils ont peur.

Lorsqu'on observe un tel état, toujours au début d'une maladie, lorsque «l'orage survient brusquement dans un ciel serein» Aconitum est le meilleur remède.

Le type Belladonna

Il s'agit également d'un enfant vigoureux, mais chez lui les **phénomènes congestifs** sont les plus violents : il a le visage rouge, la tête brûlante, les yeux brillants et il se plaint volontiers de mal de tête. A l'extrême c'est lui qui va, si la fièvre monte encore, présenter des sursauts et même des convulsions. Mais bien avant cette évolution, qui n'est pas obligatoire, il se plaint de douleurs violentes et il s'agite parce qu'il a mal. Le siège de la douleur peut être la tête mais aussi toute partie du corps atteinte d'infection ou d'inflammation : l'œil, le nez, la gorge, le poumon, un abcès, un furoncle, etc... Dans tous les cas il présente une *sécheresse des muqueuses* qui lui donne *soif*, mais il boit généralement peu à la fois car quand il boit il a souvent mal à la gorge. Dans son sommeil il a des *cauchemars*, des *sursauts* brusques. Tout se passe dans sa tête.

Le type Chamomilla

Voilà un type d'enfant très courant et des plus caractéristiques. C'est le petit malade le plus **excité**, le plus **violent**, le plus **coléreux**, le plus intolérant. Si la plupart des enfants aiment particulièrement être câlinés, consolés, entourés lorsqu'ils sont malades le type Chamomilla est, au contraire, mécontent de tout ce qu'on fait pour lui. Il refuse ce qu'il vient de réclamer et est furieux qu'on lui ait obéi. Il jette au loin le verre qu'on lui donne à boire. Il frappe sa mère lorsqu'elle veut s'occuper le lui et toutes ces réactions sont accompagnées de hurlements, de mouvements de fureur. *La douleur* (en cas d'otite par exemple) *est particulièrement mal supportée.* Mais au lieu de s'en plaindre simplement comme le ferait Belladonna, notre Chamomilla hurle, se contorsionne et grimace. Tout petit, il n'est bien que dans les bras de sa mère, et encore, à condition qu'elle le promène ou le berce. Cet état accompagne souvent les *poussées dentaires*, et il est fréquent à ce moment de lui voir une joue plus rouge et plus chaude que l'autre. Mais, même hors des poussées dentaires, l'enfant Chamomilla est un petit malade exigeant et difficile.

Ces trois types d'enfants réagissent bien a trois types de remèdes. Ils représentent l'A (Aconitum), B (Belladonna), C (Chamomilla) de la thérapeutique infantile. Avec eux on couvre une bonne partie des cas aigus simples. Mais malheureusement ils ne sont pas seuls. Parmi les remèdes qui peuvent aussi être prescrits je retiendrai ceux qui conviennent aux types suivants :

Le type Pulsatilla

C'est le petit malade **pleurnichard** qui exige la présence constante de sa mère et toutes sortes de cajoleries. Il faut qu'on l'embrasse sinon il pleure de façon déchirante. Très *sensible à la douleur,* lui aussi, *il gémit* presque sans arrêt. Il gémit même en dormant. Il aurait plutôt peur du médecin et ce n'est pas un secours qu'il attend de son entourage : c'est une présence et des marques d'affection. Sur le plan général, *ce malade a souvent trop chaud,* il se découvre et transpire ; cependant il n'est pas spécialement assoiffé. Il lui arrive bien souvent de refuser les boissons, et s'il les accepte il faut qu'elles soient froides sinon glacées. Si les maladies sont de cause météorologique, il apparaît que l'enfant est sensible surtout à l'*humidité*, au vent ou au temps chaud. Si ses troubles sont d'origine alimentaire ils auront souvent été provoqués par des *aliments trop gras*, des gâteaux ou des crèmes.

Le type Nux vomica

Voilà un petit malade difficile, un peu comme Chamomilla, mais nettement moins violent. Il est plutôt **grincheux**. Il faut que quelqu'un soit dans la pièce où il se trouve, mais surtout pas trop près de lui. A l'inverse de Pulsatilla, il a horreur des manifestations d'affection. C'est un *frileux* : il reste sagement sous ses couvertures et il les ramène même jusqu'au menton. Fiévreux il a des frissons dès qu'il est découvert. Quels que soient ses maux il présente quelques *troubles digestifs* (vomissements ou coliques). Bien souvent par exemple, il présente de *fausses envies* d'aller à la selle ou d'uriner. Il demande qu'on le présente, mais le moment venu ne peut rien faire. Tout petit, le nourrisson pousse désespérément sans arriver à évacuer des selles cependant tout à fait normales. Il pleure parce que ces faux besoins sont accompagnés de douleurs abdominales.

Le type Mercurius

C'est un enfant quelque peu différent des précédents. Il se caractérise par sa **transpiration** et ses **mauvaises nuits**. Sa transpiration est particulièrement importante et constante, qu'il soit couvert ou non. Elle engendre une *soif très vive* bien que les muqueuses buccales restent humides. *La langue* est blanche, chargée et dans certains cas elle semble même enflée ainsi que les gencives. De toute façon, et c'est un phénomène assez rare chez l'enfant, il présente une mauvaises haleine : son souffle a une *odeur forte* ou métallique.

Sur un plan plus général c'est un *enfant agité*, tout particulièrement la nuit. Ses nuits sont notablement plus difficiles à vivre que ses jours. Il tourne et se retourne dans son lit sans trouver le sommeil, surtout dans la première partie de la nuit, alors que la plupart des insomnies d'enfant s'observent après minuit ou deux heures du matin.

Le type Bryonia

C'est celui qui a le plus **besoin de calme et d'immobilité**. Il veut absolument rester dans les bras de sa mère, à condition qu'elle ne fasse pas le moindre mouvement, ou dans son lit si c'est un enfant plus grand. Tout ce qu'on essaie de faire pour le déplacer lui est insupportable et le fait crier ou pleurer. Il refuse de s'asseoir pour boire ou manger et encore plus de se lever pour faire ses besoins. S'il a mal quelque part il se met en position de pression sur la région douloureuse : les genoux remontés sous le menton s'il a mal au ventre; la joue enfouie dans l'oreiller s'il a mal à une oreille ou à une dent; plié sur le côté douloureux s'il a mal à la poitrine, le coude enfoncé contre les côtes.

Sur le plan général il est aussi grincheux que notre Nux vomica mais surtout à l'occasion des interventions nécessitant un déplacement. C'est aussi un *frileux* qui reste bien couvert. Curieusement il présente une importante sécheresse des muqueuses et il souffre donc d'une *soif particulièrement intense* : lorsqu'on arrive à le placer en position de boire il avale goulûment tout ce qu'on lui présente et réclame aussitôt que l'on remplisse à nouveau son verre. Il engloutit aussi bien les boissons chaudes que les froides.

Le type Rhus-toxicodendron

Il se rencontre fréquemment chez l'enfant au cours de maladies fébriles courantes. Il concerne des enfants **particulièrement sensibles à toutes les conditions possibles d'humidité** : temps humide chaud ou froid, bains volontaires ou accidentels, temps pluvieux ou après avoir été mouillés par une averse. Curieusement les causes occasionnelles de la maladie ont, pour ceux-là, une importance déterminante.

En plus, le mode réactionnel général est tout aussi particulier. Rhus-toxicodendron est aussi agité que Bryonia l'est peu. Tant dans l'état de veille que dans le sommeil cet enfant *ne peut littéralement pas tenir en place,* comme si des crampes ou des douleurs apparaissaient dès que les articulations et les membres avaient gardé la même position pendant plus de quelques minutes. La *fièvre* qui provoque cet état est généralement élevée et *constante* alors que bien souvent les fièvres infantiles sont irrégulières et changeantes. Dans les cas tout à fait typiques on peut observer que la pointe de la langue reste particulièrement rouge alors que le reste est enduit de blanc.

Le type Gelsemium

Ce sera le dernier type que nous envisagerons ici. Il a ceci de particulier qu'il s'accompagne de **la plus grande apathie**. Le petit malade Gelsemium est littéralement écrasé par la fièvre. S'il reste immobile au fond de son lit ce n'est plus en raison de douleurs ou d'un malaise local, c'est plutôt parce qu'il se trouve en quelque sorte paralysé : il peut à peine ouvrir les paupières lorsqu'on lui parle. Si on l'assied pour le faire boire il ne peut même pas tenir son verre et il retombe lourdement sur son oreiller dès qu'il le peut. Si on soulève ses membres, il ne fait pas le moindre effort pour les tenir élevés. Tout mouvement imposé est d'ailleurs accompagné d'un *sentiment de chute* ; s'il en est capable il dit qu'il a peur de tomber et bien souvent il est pris de *tremblements*. Malgré une fièvre importante et un état congestif très accentué du visage et des muqueuses, il *refuse de boire*. Il semble trop fatigué pour accepter les boissons.

C'est là un état que l'on retrouvait souvent dans les poliomyélites (au temps où il en existait encore). J'en ai personnellement soigné avec succès avec ce remède.

Je me limiterai à ces neuf types car, si l'on voulait les envisager tous, il faudrait faire une revue générale des soixante remèdes que je vous ai conseillés.

Pour tous les autres, il existe des caractéristiques importantes qui permettront de choisir tel remède dans certaines situations, mais je crois préférable de considérer plutôt des conditions pratiques dans lesquelles ces remèdes se trouveront indiqués.

Les difficultés de l'allaitement

L'allaitement naturel

Les problèmes que posent l'allaitement au sein proviennent soit de la mère, soit de l'enfant. Certains seulement peuvent être soignés, d'autres ne demandent qu'un peu de patience ou des conseils d'hygiène et de diététique.

Les difficultés venant de l'enfant

Pendant l'allaitement au sein, le bébé peut présenter certains troubles, généralement mineurs, qu'il faut savoir reconnaître.

Quel que soit ce qui peut paraître anormal à une jeune mère inexpérimentée, il est un signe qui doit être bien observé : **la prise de poids du bébé**

☐ Si cette prise de poids est *normale*, il n'y a certainement rien à craindre, aussi inquiétants que puissent être les troubles apparents (vomissements, pleurs, etc).

☐ Si cette prise de poids est *insuffisante*, il y a certainement quelque chose qui ne va pas, même si l'enfant est tout à fait calme et bien en apparence : il faut alors consulter votre médecin ou votre pédiatre.

La prise de poids normale pendant les deux premiers mois est d'environ trente grammes par jour, ou mieux, deux cents grammes par semaine. La différence de poids est plus facile à observer sur plusieurs jours que d'un jour à l'autre. Selon les urines ou les selles, on peut fort bien remarquer les différences d'un jour à l'autre : insuffisantes ou trop importantes.

Restent donc les petites anomalies de comportement qui ne gênent pas la croissance et sur lesquelles l'on peut agir.

Bébé dort trop

Il dort tellement que la tétée dure une heure. Il s'endort après quelques gorgées ; il faut le secouer toutes les minutes pour le réveiller ; le repas n'en finit pas.

Essayez alors un remède efficace quoique apparemment inquiétant, demandez au pharmacien :

Opium en 15 CH — 1 dose : la dilution est absolument infinitésimale et sans aucun danger. Il suffira de prélever 2 ou 3 globules de cette dose, pour les faire prendre, une seule fois, dissous dans un peu d'eau, un peu avant un repas. Attendre quelques jours pour la renouveler si aucune amélioration n'apparaît.

Chloralum : peut suffire, surtout si la mère a subi une anesthésie pendant les couches. 2 globules en 15 CH en une seule fois dans un peu d'eau.

Bébé ne fait que pleurer, insomnies du nourrisson

On pense qu'il a des coliques : entre 18 et 21 heures il semble souffrir de quelque chose que l'on ignore… Mais il mange bien et prend du poids normalement. Plutôt que de le bercer et de le promener jour et nuit, essayez de donner :

Chamomilla : s'il se calme dans les bras de sa mère, si elle doit le promener rapidement ou le bercer énergiquement.

Pulsatilla : s'il faut que bébé soit pris dans les bras, et s'il faut, également, marcher doucement de long en large : il faut un mouvement de promenade, sinon le bébé recommence à pleurer dès que sa mère s'arrête.

Jalapa : si cette insomnie et cette agitation se produisent particulièrement la nuit. Le jour, tout va bien ; la nuit, rien ne va plus...

Vos chances de réussite personnelle sont faibles. Ces problèmes du sommeil sont toujours difficiles à résoudre. Il faudra probablement que vous ayez recours à votre médecin.

La diarrhée « au sein »

Un enfant au sein peut avoir de très vilaines selles et il est habituel qu'il en ait une après chaque tétée. Cela n'est jamais de la diarrhée proprement dite, en ce sens que tout va bien par ailleurs. Il vaut mieux ne rien faire et surtout ne pas modifier le régime : tout s'arrangera dès que l'on commencera à donner une alimentation plus diversifiée.

Si ces selles, trop molles et quelquefois un peu acides, irritent le siège, il sera peut-être bon de donner :

Rheum : lorsqu'elles ont une odeur nettement aigre, une odeur de lait tourné.

Kreosotum : lorsqu'elles ont une odeur plus fétide et s'il y a de petites ulcérations, très douloureuses et saignantes, autour de l'anus.

Les vomissements

Chez tout nouveau-né, les régurgitations sont normales et sans importance tant qu'elles n'entraînent pas une sous-alimentation.

Elles peuvent cependant finir par être gênantes par le fait que l'enfant en arrive à répandre une odeur de lait caillé et a souffrir d'irritations de la peau du visage et du cou à cause du contact de ces vomissements. Essayez :

Aethusia cynapium : si ce sont de très gros caillots de lait qui sont évacués ou si le bébé reste pâle après avoir vomi.

Antimonium crudum : si le bébé a la langue blanche comme du lait, alors que ce n'est pas le lait qui la colore ainsi.

Valeriana : s'il s'agit d'un enfant très nerveux, s'il a également des coliques, des gaz et s'il manifeste sa douleur par beaucoup de cris et de pleurs.

La constipation

Il n'y a constipation que si les selles sont dures et difficiles à évacuer.

Des selles rares (une par jour, ou même une tous les deux ou trois jours) mais de consistance normale ou liquide, ne sont pas dues à la constipation, mais au fait tout simple qu'il ne reste aucun déchet intestinal après la digestion. Tout le lait maternel est utilisé au mieux. N'est évacuée que la desquamation normale du revêtement de la muqueuse digestive, mêlée aux sécrétions physiologiques.

S'il advenait que les selles soient sèches et dures, il faudrait d'abord vérifier la présence d'une fissure anale douloureuse, puis donner éventuellement :

Nux Vomica : si le nourrisson fait des efforts d'expulsion inefficaces, s'il pousse et pleure sans pouvoir rien évacuer d'autre que quelques gaz.

Bryonia : si les selles sont sèches et dures.

Alumina : si elles s'agglutinent comme des crottes de mouton.

Bovista : si elles sont d'abord sèches et suivies dans un deuxième temps de selles molles.

Opium : si l'enfant ne présente aucun besoin, un peu comme si son intestin avait cessé de fonctionner. Généralement il aura aussi tendance à trop dormir.

Les difficultés venant de la mère-nourrice

Le retard d'apparition de la montée laiteuse, absence de lait

Dans de rares cas une mère est incapable de nourrir son enfant par le simple fait que les mécanismes physiologiques de la mise en route de la lactation n'ont pas fonctionné. Ceci peut être un état définitif donc pour chaque enfant à naître. Ceci peut n'être vrai que pour un accouchement isolé, souvent le premier. Il ne faut jamais conclure à une impossibilité de nourrir son enfant sur le seul fait que la lactation ne s'est pas installée après une première grossesse.

Les conseils alimentaires généralement prodigués par l'entourage sont rarement efficaces.

En thérapeutique officielle on ne donne habituellement pas de médication hormonale particulière, ni d'autre médicament traditionnel.

Homéopathiquement on peut, en tout cas, essayer certains remèdes comme :

Calcarea carbonica : pour les femmes aux seins volumineux, qui devraient être d'excellentes nourrices. Elles sont exagérément pâles, fatiguées par l'accouchement. Elles transpirent de la tête au moindre effort.

Ignatia : pour celles qui, très anxieuses, sont obsédées par l'idée de manquer de lait. Plus elles voudraient allaiter, moins la montée de lait se produit.

Asa Foetida : pour un autre type de femme très nerveuse, aux seins hypersensibles au toucher et qui ont plutôt peur de l'allaitement et de la douleur qu'elles vont éprouver.

Urtica Urens : pour les cas où il n'y a rien de bien caractéristique pour expliquer l'absence de lait.

Plus particulièrement indiqué si la nourrice a un tempérament allergique, ou tout au moins une tendance à l'urticaire.

La montée de lait

Ce n'est pas là une circonstance pathologique mais elle peut être accompagnée de petits malaises dus, soit à la fièvre qu'elle peut entraîner, soit au gonflement rapide et douloureux des seins.

Il est bien rare qu'il soit nécessaire d'intervenir médicalement, mais, si cela s'avère nécessaire, un traitement homéopathique aura au moins l'avantage de ne pas modifier la qualité du lait. Les remèdes indiqués seront peut-être :

Belladonna : s'il s'agit d'un état fébrile avec chaleur du visage et de la tête, seins douloureux au contact et aux moindres secousses; le simple fait de marcher ou de heurter le lit ou le siège, fait très mal.

Bryonia : s'il y a plutôt frilosité, fatigue générale et douleur des seins au mouvement. Le meilleur soulagement est obtenu en serrant fortement la poitrine dans un bandage serré.

Pulsatilla : si la malade éprouve le besoin de se découvrir; si elle est irritable et pessimiste, si la douleur des seins est peu importante. C'est une personne qui n'a jamais soif.

Phytolacca : si la fatigue générale est dominante, des courbatures, une grande lassitude font éprouver le besoin de rester au lit. Les douleurs sont très violentes pendant les têtées, irradiées dans tout le corps.

L'insuffisance de lait en quantité

L'enfant tète, mais absorbe des rations insuffisantes : sa prise de poids n'est pas satisfaisante. Même si l'on présente le bébé aux deux seins à chaque repas, les rations sont trop faibles.

Les remèdes seront les mêmes que dans le premier cas (retard de la montée laiteuse) mais ils ne dispenseront pas, évidemment, de donner à l'enfant une alimentation mixte en complément des tétées. Il ne faut en aucun cas supprimer la mise au sein régulière et il est même conseillé de la répéter plus souvent : toutes les deux ou trois heures. Il ne faut jamais remplacer entièrement une tétée par un biberon. **Il faut absolument que l'enfant soit souvent mis au sein pour qu'il y ait quelque chance de voir la sécrétion lactée s'améliorer.**

L'insuffisance de lait en qualité

Le bébé prend théoriquement des quantités suffisantes à chaque tétée, et chaque jour, mais il ne grossit pas normalement.

Il n'est pas besoin de faire l'analyse du lait pour en déduire qu'il n'est pas assez riche en substances nutritives. Ce peut être un épisode passager dû à une certaine anémie de la mère et il ne faut **surtout pas sevrer l'enfant.**

Un procédé facile consiste à faire prendre au bébé, avant chaque repas, une cuillerée à café de **lait concentré sucré,** directement à la cuillère. Il prend ensuite sa ration de lait maternel qui s'en trouve ainsi enrichie.

La surveillance de la prise de poids permet de savoir, par la suite, s'il faut cesser ces compléments ou passer à une alimentation différente. Il sera généralement bon d'aider la mère avec :

Calcarea phosphorica : s'il s'agit d'une femme plutôt maigre et fatiguée, déminéralisée par sa grossesse, présentant de nombreuses caries dentaires.

Calcarea carbonica : s'il s'agit d'une personne plutôt forte, de teint pâle, sujette aux transpirations de la tête, à l'effort, pendant les tétées ou en dormant.

Pulsatilla : si cette personne est quelque peu déprimée ; si elle a tendance à se plaindre de son état et de n'être pas capable de nourrir son enfant. Cette nourrice a toujours trop chaud, et jamais soif.

L'enfant ne peut pas prendre le sein

Certaines femmes ont une **malformation du mamelon** qui empêche la tétée : celui-ci étant trop court ou retracté le bébé ne peut pas introduire dans sa bouche une longueur suffisante du bout de sein pour pouvoir exercer une succion efficace. C'est un des cas où l'on peut être obligé de renoncer à ce mode d'alimentation.

S'il n'y a qu'une diminution de longueur du mamelon, il est quelquefois possible de le remodeler progressivement au moyen d'un tire-lait électrique : cette pompe exerce une aspiration bien plus forte que ne pourrait le faire un nouveau-né. Le lait ainsi obtenu est donné au biberon, mais après quelques jours il faut mettre le nourrisson directement au sein. Dans les meilleurs cas, ayant déjà appris à téter, et le mamelon étant plus facilement introduit dans la bouche, il est possible de reprendre un allaitement naturel.

Les crevasses et fissures du mamelon

C'est un incident fréquent surtout lors du premier allaitement. Les tétées deviennent alors très douloureuses, insupportables dans certains cas.

Le risque qu'elles représentent est double : obliger au **sevrage** si la douleur est précisément trop violente ; favoriser une **infection** du sein : lymphangite ou abcès. Il faut donc essayer de faire quelque chose.

Le traitement classique consiste à désinfecter les lésions, après chaque tétée, au moyen de solutions d'éosine, ou de poudres sulfamidées, et de maintenir un pansement aussi sec que possible entre deux mises au sein. Il faut assurer un nettoyage à l'eau bouillie avant chaque tétée.

Souvent le traitement homéopathique réussit mieux.

■ **Traitements externes**

— **Compresses,** entre chaque repas du nourrisson, imbibées de **teinture mère de Calendula,** diluée à raison de 10 gouttes pour 10 gr. d'eau.

— **Pommade** composée comme suit : **Castor equi T.M.** 0 gr. 25 et **Lanoline** 25 gr.

■ **Traitements internes :** ils peuvent favoriser la cicatrisation des crevasses :

Causticum : s'il y a fatigue générale avec grande faiblesse. Douleurs de «à vif», de brûlures, au niveau du mamelon.

Graphites : si les crevasses sont situées à la jonction du mamelon et du sein et s'accompagnent d'un suintement jaunâtre, collant, quelquefois sanglant. La nourrice a une tendance naturelle à avoir des infections des plis.

Ratanhia : si les crevasses surviennent chez une femme bien portante et n'ont pas de caractère précis. Il existe seulement une tendance naturelle aux fissurations cutanées.

Les lymphangites et abcès du sein

Il s'agit ou bien de la complication infectieuse d'une crevasse, ou bien de l'apparition apparemment spontanée d'une infection à l'intérieur du sein.

Au début, **seul le tissu cellulaire qui entoure les glandes productrices de lait est concerné :** il y a douleur, puis rougeur, puis enflure avec ou sans fièvre.

Dans un deuxième stade, on voit apparaître **des rougeurs «en traînées»** se dirigeant généralement vers l'aisselle : on dit qu'il y a lymphangite car, en même temps, apparaît une tuméfaction des glandes lymphatiques de l'aisselle.

Si l'évolution continue, apparaîtra un **abcès** (avec douleur de plus en plus lancinante, tuméfaction importante), qui aura tendance à s'évacuer dans les canaux de lactation : le sein ne sécrète plus de lait, mais du pus. A ce stade l'**intervention chirurgicale** est pratiquement indispensable après un sevrage rapide, ce qui n'améliore pas la situation de la mère-nourrice ; non seulement elle souffre de l'inflammation interne mais aussi d'un « engorgement » par le lait qui n'est plus évacué par les tétées.

Le traitement allopathique est assez décevant, car les antibiotiques sont peu efficaces, et s'ils retardent l'évolution, ils n'empêchent généralement pas les rechutes et évitent rarement l'intervention.

L'homéopathie offre quelques chances de faire mieux si vous donnez les remèdes suivants :

Belladonna : dès le début, lorsque le sein est douloureux et chaud. La sensation est celle de battements internes. La douleur est nettement exagérée par le moindre choc. Il faut essayer d'agir avant l'enflure.

Bryonia : si le sein devient déjà lourd et dur. La nourrice doit l'immobiliser à tout prix en le tenant bien serré dans des linges épais glissés entre la peau et le soutien-gorge.

Phytolacca : s'il y a de la fièvre avec une fatigue générale importante, des courbatures, un mélange de prostration et d'agitation. Le sein est gonflé et très douloureux, les symptômes généraux dominent.

Bufo Rana : si l'on voit apparaître des traînées de lymphangite superficielle.

Hepar Sulfur : si les douleurs sont pratiquement insupportables, arrachant à la malade des larmes et des cris. Il y a hypersensibilité générale. Ce remède est à donner après l'un des précédents, s'il a échoué, ou au moment où la suppuration est inévitable, pour assurer une cicatrisation durable.

L'incontinence de lait

Dans ce cas, le lait s'échappe constamment du sein entre

les tétées, et, pendant celles-ci le sein qui n'est pas têté laisse échapper presque autant de lait que l'autre.

La mère nourrice est épuisée par ces pertes inutiles. Elle a très soif et se fatigue rapidement. Voici de bons remèdes :

China : à donner s'il y a cet état d'anémie et de fatigue dû à la fois à l'allaitement et à l'accouchement.

Pulsatilla : à donner si la dépression est surtout morale : la mère a tendance à pleurer facilement, elle est irritable. Elle a constamment chaud, elle transpire en dormant, mais sans avoir soif.

Le sevrage

Il est bien souvent **spontané et progressif.** La durée moyenne de l'allaitement n'a rien de précis, mais actuellement, beaucoup de mères étant obligées d'avoir une activité extérieure commencent à donner un, puis deux et trois repas au biberon en alternance avec les tétées au sein. Ainsi la quantité de lait secrété diminue spontanément et il est rarement nécessaire d'intervenir.

Dans quelques cas plus rares il faut pratiquer un sevrage **rapide** pour des raisons sociales ou médicales. Il peut y avoir gêne et douleurs des seins qui « s'engorgent », dit-on, de lait non utilisé. Dans certains cas, il est nécessaire de recourir au **tire-lait** une ou deux fois par jour pour soulager la tension des seins.

Les mêmes remèdes qui peuvent aider l'allaitement devraient pouvoir aider à le supprimer. Mais alors il faut les donner souvent dans la journée et pendant plusieurs jours consécutifs ; arrêtez dès que les troubles du sevrage disparaissent, même si l'écoulement mammaire persiste un certain temps. Il disparaîtra inévitablement de lui-même. On pourra peut-être aider la nature en donnant :

Pulsatilla : si les symptômes mentaux de ce remède se retrouvent avec un état un peu dépressif et une certaine nervosité.

Conium : si c'est l'état des seins qui est caractéristique : ils sont durs comme de la pierre, et on trouve souvent dans l'aisselle des ganglions réactionnels.

Phytolacca : si ce sont des symptômes généraux qui prédominent : courbatures, fatigue générale, douleurs et fièvre.

L'allaitement artificiel

Il doit toujours être dirigé par un médecin ou un pédiatre : les règles diététiques sont rigoureuses et les rations alimentaires doivent être **surveillées médicalement.**

Si la mortalité infantile a tant diminué dans nos pays industrialisés, c'est en partie grâce à l'hygiène que permet le confort moderne, mais aussi grâce à l'alimentation mieux équilibrée que l'on assure aux nourrissons et aux enfants.

On peut critiquer violemment certains aspects des productions alimentaires, mais en ce qui concerne les aliments spéciaux pour bébés, les laits en particulier, d'énormes progrès ont été réalisés. Si beaucoup de nourrissons sont morts au cours des premières décades du siècle, la responsabilité en incombait, en grande partie, à la mauvaise qualité des laits, surtout en été.

Il n'en reste pas moins vrai que l'alimentation d'un petit enfant, dès qu'il n'est plus au sein, demande une surveillance médicale.

Il n'est pas question ici de faire de la diététique... Les médecins en général, et les pédiatres en particulier, sont parfaitement aptes à vous conseiller, quelles que soient les méthodes thérapeutiques qu'ils utilisent.

L'enfant fiévreux

Définition

La fièvre est une **réaction naturelle** de l'organisme soumis à une agression : microbes et virus principalement. Elle peut parfois avoir d'autres causes :
— indigestion importante par excès, ou erreur d'alimentation ;
— surmenage musculaire, grande fatigue ;
— excès de chaleur ambiante, ou manque de refroidissement par déshydratation.

J'ai connu certains enfants qui avaient de la fièvre après une contrariété ou une punition. Mais, dans la plupart des cas le phénomène n'est qu'un **symptôme, parmi d'autres,** traduisant un état de santé anormal.

La fièvre ne doit pas être considérée par elle-même comme un mal essentiel, mais comme une réaction organique à « quelque chose », qui est la cause réelle de cet état fiévreux.

On peut dire que la fièvre n'est qu'une manifestation d'**alarme** ou de **défense**. Il n'y a pas de raison logique de la modifier sans essayer d'en supprimer la cause. L'usage systématique des médicaments qui « font baisser la fièvre » est justifié uniquement par la peur que l'on a de voir la colonne de mercure monter dans le thermomètre. Le chiffre qu'elle atteint — quelquefois en très peu de temps — est une cause d'affolement pour la plupart des mères... comme si la fièvre était la maladie à elle seule.

La décision prise le plus souvent qui est de « faire baisser » cette fièvre, comme si cela suffisait à guérir le malade, est une erreur fondamentale qui ne devrait pas résister à une réflexion élémentaire : la fièvre est en réalité **la traduction la plus apparente d'une réaction de**

défense. Elle est la conséquence de phénomènes complexes, biochimiques, désignés sous le nom de **mécanismes immunitaires**. En fait, elle détermine un changement de condition du milieu dans lequel les microbes responsables de la maladie se sont mis à proliférer.

Tout le monde sait que l'on désinfecte un récipient en le faisant bouillir. La fièvre est la façon que nous avons de «faire bouillir» notre propre «marmite» pour gêner, sinon détruire, les microbes. Si l'on arrête cette «ébullition», on les remet dans de meilleures conditions pour se multiplier et pour nuire au malade. Il serait donc logique de **respecter la fièvre** dans tous les cas de maladie infectieuse (microbienne ou virale).

Dans les cas où la fièvre est produite par une «surchauffe extérieure», par une déshydratation (ou par un facteur affectif ou digestif) il y aura évidemment lieu d'agir contre elle, mais en s'en prenant à la cause première. Il y aura quelquefois intérêt aussi à agir sur la température excessive du corps par un **refroidissement actif** : bains, enveloppements, que nous décrirons un peu plus loin.

Il est enfin des cas dans lesquels la fièvre devient tellement importante qu'elle pourrait être dangereuse par elle-même : il est des enfants qui ont des **convulsions** lorsque leur température interne dépasse 39° ou 40°.

Cette peur des convulsions dites «hyperthermiques» est généralement la raison de l'application systématique de médicaments comme l'aspirine ou ses équivalents. Il faut alors bien savoir que si certains enfants sont sujets à ces convulsions, l'immense majorité ne craint rien.

Il faut aussi savoir qu'il existe certains signes qui peuvent permettre de redouter — et de prévoir — ces troubles. Nous en reparlerons plus tard lorsque nous étudierons les différents types de fièvre.

Les moyens physiques d'agir sur la fièvre

Avant de recourir aux médicaments il est possible d'**atténuer** l'intensité de cette réaction organique et d'éviter les manifestations désagréables qu'elle engendre par elle-même.

Il faut placer le malade dans les meilleures conditions possibles

Il faut que la pièce où il se trouve ne soit ni trop froide ni trop chaude. La température idéale se situe entre **dix-huit et vingt degrés**. La crainte du « refroidissement » ne doit absolument pas justifier des locaux surchauffés.

Il faut également que le petit malade soit **modérément couvert** : une seule chemise ou pyjama de coton, facile à changer en cas de pollution ou de transpiration. Couverture légère : à renforcer ou à supprimer éventuellement selon les réactions ou la demande du malade.

Surveiller enfin l'**hygrométrie** de l'atmosphère : lorsqu'il y a chauffage central ou par radiateurs électriques, il faut compenser le dessèchement de l'air par une aération suffisante ou l'ébullition de récipients d'eau.

Il est possible de pratiquer des bains ou des enveloppements

■ **Les bains tièdes** : dans une baignoire ou bassine pour nourrisson, l'eau sera, au départ, à 39° ou 40° de façon à ne pas surprendre l'enfant fébrile lorsqu'on l'immerge. Mais il faudra ensuite refroidir progressivement cette eau à 37° puis 35°. L'enfant y sera maintenu ainsi pendant 10 à 15 minutes. A la sortie du bain il sera frictionné, bien séché, habillé et remis dans son lit.

■ **Les enveloppements frais** : plus faciles et plus rapides à réaliser, consisteront à préparer dans un lavabo ou une bassine un mélange d'eau chaude et froide à 18° ou 20° ; en imprégner alors une grande serviette éponge ou un petit drap qui enveloppera entièrement le corps de l'enfant depuis le thorax jusqu'au bout des pieds. On évitera le refroidissement exagéré en enroulant autour de cet équipement une grande alèze en plastique et une couverture de laine.

Ces enveloppements seront maintenus pendant 10 à 15 minutes, et renouvelés éventuellement aussitôt selon la température observée.

Bains et enveloppements peuvent être répétés aussi souvent que l'enfant semble en avoir besoin. Ils dépendront du chiffre thermométrique dans certains cas, mais bien plus souvent de la façon dont l'enfant supporte sa fièvre.

Comment observer l'enfant fiévreux

En aucun cas les remèdes homéopathiques n'agissent comme antithermiques, c'est-à-dire comme des remèdes du type Aspirine, Antipyrine, Phénacétine ou équivalents.

On ne peut parler, si l'on a bien compris la démarche homéopathique, que de **remèdes indiqués par les symptômes** de la fièvre.

Chez un malade, la fièvre en elle-même est un symptôme parmi d'autres : elle accompagne une inflammation, une éruption, une toux, une douleur de gorge, une infection intestinale, ou tout autre symptôme associé, mais si on ne la considère que sous son aspect le plus grossier qui est l'élévation de la température interne, traduite par un chiffre sur le thermomètre, elle n'a plus aucune valeur en tant que signe directeur dans le choix d'un traitement.

Ce sont les troubles qu'elle engendre, les manifestations de cet état fiévreux, les caractéristiques de la réaction de chaque malade à sa fièvre, qui deviennent des indications thérapeutiques.

Si ces manifestations personnelles, ces troubles caractéristiques sont particulièrement marqués ils seront quelquefois suffisants pour indiquer le traitement de toute la maladie.

Si vous avez décidé de soigner votre enfant fiévreux, observez soigneusement son comportement et ses symptômes. Parmi eux il en est qui doivent vous rendre prudents, et d'autres qui peuvent vous rassurer.

Ce qui doit vous rendre prudent

■ **Un enfant particulièrement abattu, trop calme :** il garde les yeux fermés ou mi-clos, il ne bouge pratiquement pas dans son lit, il présente de petis sursauts musculaires, soit du corps tout entier, soit d'un membre, soit simplement du visage, comme des tics. Il peut s'agir d'un *état préconvulsif*.

■ **Une raideur de la nuque** : avec un tableau un peu semblable, vous remarquez qu'il devient difficile de soulever la tête de votre enfant pour le faire boire, ou asseoir : cela le fait pleurer ou réagir. Il peut s'agir d'une raideur de la nuque, *symptôme de réaction méningée*, ce qui ne veut d'ailleurs pas dire «méningite», mais c'est cependant là, un symptôme qui doit vous inquiéter.

■ **Une somnolence profonde** : si l'abattement prend un aspect encore plus important de somnolence profonde, avec ou sans délire. S'il devient difficile de réveiller l'enfant pour le soigner ou l'alimenter, ou sous l'effet d'une sollicitation habituellement suffisante, on parle d'*état sub-comateux* ou en tout cas *stuporeux*. Ce sont des signes de souffrance cérébrale.

Dans tous les cas : il y a urgence à appeler votre médecin en lui décrivant ce que vous avez observé sans vous limiter à la température.

Ce qui peut vous rassurer

Malgré les indications du thermomètre certains signes doivent vous tranquilliser.

■ **L'enfant qui continue de jouer**, de rire ou de sourire, tout autant que celui qui est exigeant, difficile mais qui sait parfaitement faire ce qu'il faut pour obtenir ce qu'il veut : se faire porter, obtenir telle boisson, tel jouet, etc... Cet enfant-là n'est probablement pas en danger.

■ **L'excitation «dite fébrile»**, les yeux brillants, la rougeur du visage, sont des symptômes normaux, qui n'impliquent pas, par eux-mêmes, une évolution plus grave.

■ **Une température modérée** (entre 38° et 38,5°) avec une certaine somnolence entrecoupée de **réveils faciles** et un visage souvent pâle (mauvaise mine) représente un tableau encore banal.

Si vous avez décidé, compte tenu de ces facteurs rassurants, que vous pouvez tenter l'application d'une thérapeutique homéopathique, avant de faire appel à votre médecin, il ne faudra en aucun cas vous contenter des observations rudimentaires que je viens de citer.

Ce que vous devez observer

■ **La couleur du visage** : pâle, rouge ou pourpre. Vérifier en plus s'il est globalement coloré ou seulement en partie, (une joue plus que l'autre par exemple), si cette rougeur est brûlante ou non, si la peau est sèche ou humide.

■ **Le comportement** : il est probablement peu différent de la normale, mais noter s'il y a :
□ **Irritabilité** avec tendance à pleurer plus facilement, à changer d'humeur, ou à se mettre en colère ;
□ **Excitation** physique, avec besoin de bouger, de changer de place, d'être porté ou promené : l'excitation peut être psychique, avec loquacité, suractivité, instabilité dans les activités ;
□ **Fatigue générale** avec calme anormal, indifférence, refus d'agir, voir somnolence ou simplement besoin de dormir plus important.

■ **Le sommeil** : s'il y a insomnie ; le moment et la fréquence des réveils, les rêves et les cauchemars, l'agitation ou le calme, les sursauts ou les grimaces, les grincements de dents, les cris ou les marmonnements, les gémissements, etc...

■ **La faim et la soif** : ce que l'enfant réclame ou repousse en fait d'aliments ou de boissons. Noter si ses demandes sont fréquentes ou non, observer s'il absorbe les boissons en grande ou petite quantité.

■ **Les urines et les selles** : quantité, fréquence, aspect couleur et odeur.

■ **Toute autre manifestation inhabituelle** survenue en même temps que la fièvre : vomissements, douleurs diverses, urines.

■ **Les horaires** : chaleur ou frissons.

■ **Le besoin d'être couvert ou découvert et la transpiration.**

Ces observations étant faites (et si possible notées) le **choix du médicament** devra être fait, assez facilement je l'espère, entre quinze remèdes que j'ai choisi parmi de très nombreux autres.

Je les ai préférés parce que je les ai très souvent utilisés et parce que je crois qu'il est assez facile de reconnaître leur indication en fonction des symptômes simples souvent présents chez un enfant fiévreux.

Ce ne sont pas là les seuls remèdes possibles. Certains autres seraient préférables dans des cas presque semblables, mais cependant différents par des symptômes qu'il n'est pas possible d'envisager dans un ouvrage simplifié comme celui-ci. Si vous n'obtenez pas un résultat rapide, ne vous étonnez pas et surtout **ne vous obstinez pas** : quelque chose d'autre que ce que vous avez observé indiquait un remède que vous ne connaissez pas : laissez le soin de faire mieux à votre médecin.

Pour essayer de simplifier votre choix, j'ai commencé à séparer ces quinze remèdes en trois groupes de cinq, un peu arbitrairement, selon le comportement de l'enfant.

Les remèdes homéopathiques et le comportement de l'enfant

L'enfant fiévreux et agité

Physiquement et mentalement ces enfants ne peuvent pas tenir en place. S'ils sont assez grands pour se déplacer eux-mêmes ils se tournent et se retournent dans leur lit sans trouver le repos, ils parlent, pleurent ou crient exagérément. S'ils sont tout petits, ils pleurent dans leur berceau et demandent à être portés, promenés ou bercés.

Ils pourront relever (si le cas est simple) d'un des remèdes suivant : Aconitum, Belladonna, Chamomilla, Pulsatilla, ou Rhus-Toxicodendron. Voici comment les choisir par au moins trois symptômes :

Aconitum : sera préférable dans les fièvres à *début brusque* et violent, le plus souvent après un coup de froid par temps sec ou après un coup de chaleur en été. La fièvre s'accompagne d'une sorte *d'anxiété* : l'enfant réclame quelquefois le médecin. *La peau est sèche et brûlante*, le pouls est particulièrement rapide : on entend presque *battre le cœur*, on voit ses pulsations sous le mamelon gauche.

Belladonna : si l'enfant présente une *agitation plutôt délirante* : il parle trop, il est brûlant mais aussi particulièrement rouge, les yeux brillants. Il dit, ou semble, avoir *mal à la tête*. Sa tête est brûlante. Ses extrémités sont froides; il veut rester couvert sinon il *frissonne*. Il a souvent *soif*, mais ne boit que de très petites quantités à la fois.

Chamomilla : si l'enfant est *agité*, mécontent, *coléreux,* il demande à être porté par sa mère. Il a souvent *une joue plus rouge et plus chaude que l'autre,* et sa fièvre est généralement plus forte dans la matinée, (si l'on trouve les mêmes symptômes, mais avec refus de boire et si l'enfant se plaint du ventre pendant la fièvre, il faudra préférer **Cina**).

Pulsatilla : pour une humeur changeante. L'enfant est *pleurnicheur*, mécontent de tout. Il veut aussi être pris dans les bras pour être *promené* de long en large. Il se découvre constamment, il a *toujours trop chaud* et transpire beaucoup si on ne le découvre pas. *Il refuse de boire*. La fièvre est très instable, changeante.

Rhus-Tox : s'il est *agité physiquement* : il a constamment besoin de changer de position. Il a généralement pris froid sous la pluie, ou il s'est mouillé. Rhux-Tox est un *remède des temps humides* et du bord de mer. La fièvre est «en plateau», pratiquement toujours importante. Le malade se plaint ou semble souffrir de *douleurs diverses des membres* : ce sont elles qui l'obligent à bouger. De plus, il a mal au ventre pendant la fièvre (comme Cina mais sans les colères). *Frileux*, il reste couvert.

L'enfant au comportement habituel

L'enfant est pratiquement comme dans son état habituel. S'il est dans son lit, il joue, parle et semble être tout à fait calme. Bien souvent il a refusé de se coucher et c'est même lui qui vient au devant de vous. Il continue d'avoir les mêmes activités qu'avant sa maladie.

Il faudra plutôt penser à des remèdes comme Arnica, Ferrum Phos., Mercurius, Dulcamara ou Apis, et les choisir selon leurs caractéristiques propres.

Arnica : les *courbatures dominent :* la fièvre découle d'un surmenage, d'*efforts physiques,* d'un accident. L'enfant a la tête brûlante, mais le corps plutôt froid. Il *frissonne dès qu'on le découvre.* L'haleine est particulièrement *malodorante,* ainsi que les selles et les urines.

Ferrum phosphoricum : pour une fièvre généralement peu importante. On remarque une *alternance de rougeur et de pâleur* du visage, ainsi qu'une tendance à *saigner du nez.* Le malade ne transpire pas.

Mercurius solubilis : l'enfant *transpire beaucoup,* surtout la nuit, sans que la fièvre ne baisse pour autant. Il se sent *toujours plus mal la nuit* que le jour. D'autres signes apparaissent : *langue très chargée,* mauvaise haleine, *soif importante.* Il se plaint d'avoir tantôt trop chaud, tantôt trop froid.

Dulcamara : la fièvre survient toujours *après un refroidissement* (soirées fraîches après les journées très chaudes) ou après que l'enfant se soit mouillé. C'est une fièvre brûlante *sans transpiration.* L'enfant est toujours *moins bien la nuit,* après avoir dormi (c'est un Rhus Tox sans agitation).

Apis Mellifica : le malade est plutôt calme, somnolent, mais son *sommeil est interrompu par des cris* brusques. Il n'a *jamais soif.* Le visage est bouffi, les paupières enflées. Il *supporte mal la chaleur* ambiante, ou la proximité d'un radiateur ; cependant il *ne transpire pas.*

L'enfant fiévreux et trop calme

Ce calme exagéré va de la somnolence presque permanente jusqu'à un état sub-comateux. On peut considérer qu'il s'agit d'un état de fatigue importante, d'abattement dans les cas les plus simples, mais pensez aussi à une **réaction cérébrale.**

Les remèdes seront à choisir entre : Bryonia, Eupatorium Perf., Gelsemium, Nux Vomica, Opium.

Bryonia : le malade est calme parce que *le moindre mouvement lui déplaît ou lui fait mal.* Il ne veut pas quitter son lit, il ne veut pas être porté, ni levé. Sa fièvre est instable, avec peu de transpiration. Par contre *sa soif est importante :* il boit de *grandes quantités à la fois et souvent.* Son pire moment est le soir à 21 heures.

Eupatorium perfoliatum : ce malade non plus ne veut pas bouger de son lit ; *il a mal partout,* surtout dans les membres, *dans les os.* La fièvre provoque des *nausées* et des *vomissements,* ainsi que des douleurs d'estomac. *La soif est importante,* mais l'enfant vomit ce qu'il boit.

Gelsemium : l'état de somnolence est tel que l'enfant *ne peut presque plus ouvrir les yeux;* il reste inerte dans le lit. La fièvre est *intense,* par accès successifs. *Absence de soif. Mal de tête violent* (pour ceux qui savent le dire).

Nux Vomica : l'enfant est immobile dans son lit parce que *le moindre mouvement déclenche des frissons,* ou même de véritables tremblements ; il ne supporte absolument pas d'être découvert. Le malade manifeste sa *mauvaise humeur* et *se plaint souvent du ventre,* ou de l'estomac.

Opium : le malade est dans un état de *somnolence profonde* (le plus accentué de tous les cas envisagés jusqu'ici) accompagné de *délire léger :* il marmonne mais ne bouge pas. Le *visage est très congestionné.* Si l'enfant bouge, c'est pour se découvrir car il a trop chaud. La fièvre s'aggrave pendant le sommeil. **Faire appel au médecin** et ne donner ce remède qu'en attendant son arrivée.

Tous ces remèdes sont à donner en 5 CH. (cf. p. ??)

Si l'enfant peut les avaler, donner une ou deux granules toutes les une à trois heures, selon l'importance de la fièvre.

Si l'enfant est trop petit, faire dissoudre cinq granules dans un demi-verre d'eau, à donner par cuillère à café selon le même rythme.

Espacer et cesser les prises dès que la fièvre tombe ou que l'enfant s'endort.

Les maladies respiratoires simples

Les syndromes rhino-pharyngés de l'enfant

Sous ce terme les familles englobent tout ce qui concerne les inflammations du nez, depuis le simple rhume de cerveau jusqu'à la vraie rhino-pharyngite fébrile.

En fait, ce terme désigne les états dans lesquels les **muqueuses du nez et de l'arrière-gorge** sont enflammées donc le siège d'une irritation qui se traduit :
— par une obstruction ou un écoulement nasal ;
— par une présence de mucosités dans la gorge entraînant ou non de la toux.
Cette irritation peut se compliquer d'une inflammation des muqueuses **des yeux** et quelquefois **des oreilles** (sans otite franche), ainsi que, souvent, de **trachéite** qui aggrave la toux.

Il existe donc de nombreux degrés dans cette inflammation des muqueuses des premières voies respiratoires dont il faut savoir mesurer la gravité.

Tant qu'il n'y a pas de température, il est convenu de nommer cet état plutôt **coryza** que **rhino-pharyngite.** Mais ce n'est souvent qu'un premier stade avant d'en arriver au second.

C'est dès l'apparition de la fièvre qu'il faudra vous

décider soit à traiter homéopathiquement votre enfant, soit à faire appel au médecin.

Ce qui doit vous rendre prudent

Vous devez faire appel à votre médecin :
— si la fièvre présente quelque caractère inquiétant (cf. p. 43);
— s'il existe une douleur importante de l'oreille;
— s'il existe une toux douloureuse, ou violente, avec ou sans essoufflement;
— si les symptômes que vous avez essayé de soigner persistent soit après 24 heures, avec fièvre; soit après trois ou quatre jours, sans fièvre.

Par contre, vous pouvez essayer de soigner votre enfant

— s'il s'agit d'un rhume simple, sans fièvre et sans autre symptôme marqué (douleur d'oreille, toux);
— si la fièvre n'a pas les caractères de gravité que nous avons défini à son sujet

Ce que vous devez observer

Si vous faites appel à votre homéopathe, vous devez lui indiquer :

■ **Les circonstances d'apparition de cet état**
□ *contagion*
□ *refroidissement* par temps humide, par temps froid, à la neige, après transpiration, après s'être mouillé, après avoir eu chaud.

■ **Ce qui domine la situation :**
□ *la fièvre* et ses caractères (voir page 47);

☐ *l'état du nez :* bouché et sec, bouché et coulant, écoulement abondant ou rare, écoulement clair ou purulent, couleur de cet écoulement, état des narines : rougeur, croûtes, etc. état des lèvres ;
☐ *la toux :* sèche, grasse ou rauque
— fréquence : constante, en quintes courtes, en crises prolongées ;
— moments : nuit ou jour, heures précises éventuellement ;
— circonstances : couché, en mangeant, en respirant (air froid ou chaud).

■ **Les signes associés**
☐ douleurs de gorge ;
☐ ganglions ;
☐ comportement en dehors de la fièvre.

■ **Tout ce qui semble nouveau** et curieux depuis le début de la maladie.

Quelques médicaments pour les rhino-pharyngites

A DONNER DANS LES PREMIÈRES HEURES

C'est le moment où une thérapeutique homéopathique bien adaptée a le plus de chances d'agir pour arrêter une évolution quelquefois bien ennuyeuse. Dès les premiers symptômes qui ne motivent en aucun cas l'appel du médecin, on peut essayer d'intervenir en tenant compte de facteurs simples, faciles à observer. Il faudra, par exemple, donner

Aconitum napel : si le coryza est d'apparition très brutale et déjà impressionnant en quelques heures. Surtout s'il y a eu refroidissement par grand froid sec, ou s'il y a saignement de nez avec peur, affolement du petit malade.

Belladonna : si la cause en est le temps humide ou

le fait de s'être mouillé la tête ou les pieds. Si le début a été rapide mais d'aspect moins dramatique que celui d'Aconitum, avec état congestif du nez aussitôt bouché, mais encore sec.

Camphora : (avec ou sans coup de froid). Le coryza s'accompagne de frissons et de pâleur brusque, à la limite de la syncope. Donné dans les premiers moments, il peut tout arrêter. (A défaut : une goutte d'alcool camphré dans une infusion).

Oscillococcinum® 200 : si la cause en est nettement la contagion et non pas le froid; donné dans les premières heures il peut suffire; 1/2 dose répétée à 6 ou 12 h d'intervalle.

A donner les deux premiers jours

Si le coryza s'installe malgré (ou sans) ces premiers remèdes, il faudra essayer ou continuer :

Belladonna : si le nez reste congestionné, plutôt obstrué que coulant, l'enfant a mal à la tête, ces douleurs sont aggravées par une toux sèche et pénible, le visage est rouge.

Allium Cepa : lorsque les éternuements dominent ainsi que le larmoiement, (comme celui provoqué par les oignons). Mais l'écoulement nasal est rapidement irritant, le bord des narines est «à vif». La toux est devenue rauque, douloureuse.

Euphrasia : si le larmoiement est tout particulièrement intense et les conjonctives douloureuses, avec rougeur intense, photophobie et même suppuration qui colle les paupières. La toux est grasse et s'arrête la nuit.

Ferrum phosphoricum; sera particulièrement indiqué pour les rhumes avec tendance aux saignements de nez persistants. La rougeur du visage alterne avec la pâleur. Quelquefois l'enfant vomit.

Nux Vomica : si l'obstruction nasale domine nettement le tableau, l'écoulement n'arrive pas à se produire. L'enfant reste frileux, surtout en se déshabillant. Il est généralement de mauvaise humeur.

Sabadilla : sera bon pour les cas qui ressemblent le plus aux coryzas allergiques, au rhume des foins : les éternuements sont presque constants ainsi que l'écoulement des yeux. C'est le remède parfait s'il s'ajoute à ces signes une démangeaison de l'anus. Absence de soif en cas de fièvre.

Sanguinaria : sera le remède de ceux qui se plaignent le plus d'avoir mal dans le nez et jusque dans la tête. Là aussi les muqueuses restent sèches. L'écoulement se produit mal. On pense à un début de sinusite.

Sambucus : est tout indiqué pour les plus jeunes enfants, les nourrissons qui ont le nez constamment bouché et sont gênés pour prendre leur biberon et pour dormir. Ils étouffent et se mettent à pleurer.

Si la fièvre apparaît

Il faudra apprécier l'importance relative des symptômes généraux dus à la fièvre et des symptômes locaux dus au rhume, et trouver le remède qui leur convient le mieux.

Si vous hésitez, faites appel à votre médecin.

Si le rhume se prolonge

L'écoulement nasal devient généralement purulent et la toux se précise. Il faudra alors choisir en fonction des caractéristiques dominantes du cas.

■ **Ecoulement purulent mais sans irritation du nez.** La toux est généralement grasse.

Euphrasia : reste indiqué si les yeux sont également infectés, si la toux est surtout importante le jour et cesse la nuit.

Hydrastis : s'il y a écoulement nasal particulièrement abondant, si la toux est peu irritante mais s'éternise. S'il y a tendance à la chronicité, avec mauvais état général.

Pulsatilla : si la maladie se caractérise par une suppuration nasale et une toux grasse, souvent quinteuse qui survient surtout la nuit et réveille l'enfant au milieu du sommeil. L'état est aggravé par la chaleur de la chambre. Le malade est mieux au grand air, il tousse surtout en rentrant du froid dans la maison chauffée.

■ Ecoulement purulent et irritant

Les bords du nez sont entamés, rouges, la toux est banale.

Kalium Iodatum : l'irritation descendant du nez atteint toute la lèvre supérieure. Mauvais état général, pâleur et amaigrissement.

Aurum Muriaticum : suppuration à tendance chronique, accompagnée de changement de caractère. Sinusite profonde.

Ferrum Iodatum : association de petites hémorragies, de filets de sang dans l'écoulement nasal, voire de véritables saignements de nez.

Iodum : des ganglions apparaissent au niveau du cou. L'appétit est bon, mais malgré cela on constate un amaigrissement. Nervosité.

Mercurius solubilis : ganglions semblables, mais avec langue chargée, mauvaise haleine, sueurs nocturnes.

■ Si la toux est au contraire dominante

A côté de l'infection nasale traînante, il faudra penser à :

Spongia : si la toux est rauque, presque croupale. Il suit bien les cas où Aconitum a été indiqué dans un premier temps. C'est un excellent remède des toux rauques, profondes, qui s'améliorent en buvant ou en mangeant.

Hepar Sulfur : succède à Spongia, s'il n'a pas suffi. La suppuration nasale est très importante. La sinusite est probable, la toux rauque persiste, elle s'aggrave quand le malade se découvre, il devient frileux, irritable.

Lorsque la **toux est grasse, plus productive** (bien que l'enfant ne sache pas cracher) mais **persistante,** il faudra considérer que ce symptôme est devenu dominant.

Nous envisagerons dans un autre chapitre le problème, difficile en homéopathie, des médicaments de la toux. Lorsque cette pathologie se répète souvent, le traitement des crises peut conserver son importance, mais il est alors indispensable d'envisager un **traitement préventif,** un traitement dit «de terrain» pour essayer de supprimer cette fâcheuse tendance qu'ont certains enfants.

Mais c'est là une entreprise bien plus délicate et qui demande une connaissance approfondie de la technique homéopathique. Seul un médecin déjà expérimenté peut le faire avec de bonnes chances de réussir.

La toux de l'enfant

Définition

La toux est un symptôme dont l'origine est diverse. Pour beaucoup, elle est synonyme de bronchite. En fait, elle est provoquée par une **irritation des voies respiratoires, à tous les niveaux.**

Nous avons vu qu'elle fait partie du tableau normal d'une rhino-pharyngite : l'inflammation se situe alors dans l'**arrière-nez** et **le fond de la gorge,** ce qui suffit à provoquer la toux.

Le mal peut aussi se trouver dans le **larynx**, siège des cordes vocales, situé aussitôt après la gorge. L'inflammation y provoque une toux souvent particulière.

Plus bas, la **trachée artère**, gros tube semi-rigide, avant les véritables bronches est souvent le siège de troubles qui entraînent toujours une toux pénible.

Enfin, **bronches** et **poumons** sont évidemment une grande cause de toux, qui devient quelquefois un moyen de défense pour assurer la liberté de la respiration, par l'expectoration de glaires.

Selon le degré d'inflammation de toutes ces muqueuses, la toux peut avoir des tonalités différentes : elle est généralement sèche en début de maladie pour devenir plus grasse lorsque la muqueuse réagit par une sécrétion de mucosités. Entre ces deux états, il existe une infinité de modalités.

Tout cela réuni, fait que le traitement de la toux, autant pour les allopathes que pour les homéopathes, est une affaire difficile. Je vais essayer ici de simplifier un peu le problème mais les risques d'échec sont très importants, pour vous parents, encore plus que pour nous, médecins.

Ce qui doit vous rendre prudent

Les toux qui peuvent cacher quelque chose de grave sont :
— toutes celles dont vous ne pouvez pas comprendre facilement la cause ;
— celles qui s'accompagnent de fièvre importante ;
— celles qui s'accompagnent d'essoufflement ;
— celles qui sont nettement douloureuses ;
— celles qui durent plus de deux jours avec de la fièvre ;
— celles qui durent plus de six à huit jours sans fièvre ;
— celles qui s'accompagnent de mauvais état général ou d'amaigrissement.

Les toux que vous pouvez soigner vous-même

— toux sans fièvre… ou presque ;
— toux sans essoufflement ;
— toux dont on connaît facilement la cause : rhume, coup de froid banal, contagion familiale ou scolaire ;
— toux récente, datant de moins de 8 jours.

Ce que vous devez observer

Lorsque vous ferez appel à votre homéopathe, voici les renseignements que vous devrez lui donner.

■ **Précisez le caractère de cette toux**
Nous détaillerons un peu plus loin ses trois types : toux de gorge, toux laryngée, toux de poitrine.

■ **Précisez, si possible, les modalités de la toux.**
— *Les moments du jour ou de la nuit* où elle s'aggrave ou s'améliore.
— *Ce qui la provoque* : position, repas, boisson, air froid ou air chaud.
— *Ce qui la calme* : même conditions.

■ **Précisez en la cause — si possible**
— Contagion ou coup de foid;
— Conditions atmosphériques;
— Circonstances particulières : (tête mouillée, pieds humides, etc...)

■ **Indiquez ce qui accompagne la toux.**
— Douleurs de gorge, de poitrine, de ventre;
— Vomissements;
— Aspect du visage : couleur, enflure, quelquefois ecchymoses;
— Comportement pendant la toux.

■ **Indiquez tout ce qui est nouveau depuis l'apparition de la toux.**
— Etat du nez, de la bouche, de l'haleine;
— Fièvre;
— Appétit et soif;
— Comportement général, humeur.

Quelques remèdes de la toux

Nous allons maintenant envisager, d'un point de vue thérapeutique, les trois types de toux les plus fréquents.

■ **La toux de gorge**
Sans pouvoir préciser s'il s'agit d'irritation de l'arrière-nez ou de la gorge, il apparaît souvent que la toux est en rapport avec un rhume de cerveau, plus ou moins récent, et que rien d'autre n'est survenu en dehors de ce rhume.

L'enfant tousse parce que des **mucosités** encombrent sa gorge. Il tousse encore plus lorsqu'il est couché, comme si ces mucosités, descendant du nez, venaient chatouiller sa luette.

Pour ce type de toux, le traitement possible est exactement celui que j'ai déjà mentionné au sujet des rhinopharyngites.

Cependant, il existe de nombreux cas dans lesquels la toux prend une importance particulière surtout dans les suites de la rhino-pharyngite. La toux s'éternise quelquefois durant plusieurs semaines.

Il faudra penser à donner l'un ou l'autre des remèdes suivants selon les caractères de la toux et les autres symptômes.

Carbo Vegetabilis : à un enfant généralement fatigué, amaigri, dont la toux est quinteuse, avec des accès surtout le soir au coucher et jusqu'à minuit.

Chamomilla : si la toux survient surtout la nuit, pendant le sommeil, l'enfant ne se réveille pas, il tousse en dormant. Le jour il est grognon, pénible, violent.

Iodum : si le nez demeure infecté et si la suppuration irrite le pourtour des narines. Amaigrissement avec surexcitation. Adénopathies cervicales.

Kalium Bichromicum : si l'infection nasale domine le tableau : les mucosités sont épaisses, quelquefois croûteuses, difficiles à extirper ; ces mucosités dans le pharynx postérieur font tousser l'enfant lorsqu'il est couché.

Nux Vomica : surtout si c'est la gêne respiratoire qui domine, avec nez constamment bouché. L'enfant «renifle» sans arrêt et n'arrive pas à se moucher. Toux aggravée le matin et après les repas.

Sepia : pour une toux déchirante, quinteuse, surtout le soir et dans la nuit. La toux empêche l'enfant de dormir. Il a mauvaise mine, son teint est gris ou jaunâtre.

Il existe beaucoup d'autres possibilités définies par certains caractères de la toux qu'il est impossible de préciser dans le cadre de cette information sommaire. Si vous n'obtenez aucun résultat après un essai, faites appel à votre médecin, plutôt que de perdre du temps en multipliant le nombre des remèdes.

■ **Les toux laryngées et trachéales**.
Elles sont généralement plus **bruyantes**, plus **impressionnantes** que les précédentes, elles s'accompagnent le plus souvent d'un trouble de la voix. Celle-ci peut subir seulement des modifications de timbre : devenant plus grave généralement, ou bi-tonale : tantôt aiguë, tantôt grave. Elle est le plus souvent voilée ou même éteinte de façon plus ou moins constante.

La toux a généralement un caractère particulier dont les qualificatifs tournent autour de : toux rauque, aboyante, « toux de chien », « comme une scie dans une planche », etc...

Elle est quelquefois plus banale, provoquée par un chatouillement dans le larynx, on peut alors en localiser l'origine par le fait que l'enfant montre cette région de son cou, ou parce qu'il existe des modifications de la voix dont nous avons déjà parlé.

Les crises de laryngites aiguës sont dénommées, soit *faux croup*, soit *laryngite striduleuse*, soit encore *laryngite sous glottique*.

Même s'il existe des différences légères sur le point anatomique et fonctionnel, le tableau en est presque toujours le même : à la toux dont nous venons de parler, s'ajoute alors une **gêne respiratoire** plus ou moins importante, dont le degré le plus léger se traduit par un bruit de **cornage** : comme si le mouvement de l'air dans le larynx provoquait à lui seul un bruit de corne de brume.

A un degré plus important, et plus grave, apparaît le **tirage** : la respiration est encore plus bruyante, mais l'enfant doit faire un effort important pour faire entrer et sortir l'air dans ses poumons : il tire sur ses muscles respiratoires.

Cet état-là n'est pas du ressort de la thérapeuthique familiale : il y a danger de suffocation et d'asphyxie : **l'appel au médecin est urgent**. Lui seul prendra le risque de donner éventuellement un remède homéopathique s'il pense qu'il a le temps d'en attendre un effet. Sinon il donnera un traitement anti-inflammatoire et conseillera peut-être l'hospitalisation pour pratiquer des inhalations d'oxygène.

Il ne peut donc s'agir, ici, pour les familles, que de cas simples et sans gêne respiratoire. Même impressionnante par son timbre, la toux n'est pas, en elle-même, un facteur de gravité, tant qu'il n'y a ni essoufflement, ni cornage, ni tirage.

■ **Dans les cas récents simples, essayer** :

Aconitum Napel : qui est indiqué et qui fait souvent merveille dans les crises survenant au milieu de la nuit, brutalement, après une journée de grand froid sec. L'enfant se réveille affolé, pris d'une « toux de chien » qui ne fait que s'aggraver parce qu'elle lui fait peur.

Belladonna : peut convenir, lui aussi, dans les débuts, mais le tableau est moins dramatique et plus fébrile. L'enfant n'a pas spécialement peur, mais il est plus congestionné. Elle survient plus souvent par temps humide ou après s'être mouillé la tête ou les pieds.

□ *Le deuxième jour* : si le remède d'urgence n'a pas tout fait rentrer dans l'ordre, et si la toux reste rauque, bruyante, penser à :

Spongia Tosta : qui convient tout particulièrement pour cette toux dite « comme une scie dans une planche », rauque, bruyante, douloureuse et que l'on peut calmer en buvant ou en mangeant. Elle est pire la nuit, mais surtout dans le premier sommeil.

Drosera : convient surtout pour une toux survenant par quintes très rapprochées, dès le coucher et ensuite après minuit. Elle peut prendre le caractère d'une quinte de coqueluche, avec reprise inspiratoire bruyante.

■ **Les toux de poitrine**

Elles sont reconnaissables parce qu'elles s'accompagnent souvent d'une sorte de **sifflement** ou de **ronflement** venant de la profondeur des **poumons.**

Ces mêmes bruits peuvent être provoqués par des respirations profondes. Ils peuvent être également perçus à travers la paroi thoracique, en appliquant les mains sur les côtés, à l'occasion des accès de toux.

Les enfants ne sachant pas cracher avant l'âge de sept ans, il est souvent difficile de constater la présence de sécrétions bronchiques. Mais on les devine au timbre de la toux qui devient «grasse» par moment, et reste «sifflante» à d'autres.

A l'extrême, cette respiration peut devenir difficile et de plus en plus rapide. L'enfant paraît «essoufflé» et on peut avoir à faire à une réaction «*asthmatiforme*», ou à une «*dyspnée*» de type congestif.

Ces mots barbares doivent simplement être compris en terme de **difficulté respiratoire** et surtout comme un symptôme d'**appel au médecin, de toute urgence**. Lui seul pourra faire le diagnostic exact et donner le traitement utile.

On ne peut donc soigner soi-même une toux de poitrine que si l'enfant n'a pas de fièvre ni d'essoufflement.

Le choix thérapeutique est d'ailleurs encore bien plus difficile que dans les cas précédents.

■ Remèdes à essayer en cas d'atteintes bronchiques légères et récentes

Antimonium tartaricum : s'il y a beaucoup de *râles humides*, «gras» mais très peu d'évacuation sinon par des vomissements. Si l'on observe un battement des ailes du nez, rythmé par la respiration. Lorsque les accès de toux sont suffocants l'enfant doit s'asseoir dans son lit, en fin de crise il est épuisé, somnolent, en sueur.

Bryonia : pour une toux particulièrement douloureuse, qui fait pleurer l'enfant, elle est généralement sèche, aggravée par les boissons ou les aliments, aggravée aussi dans une pièce trop chaude et enfin par tout mouvement. l'enfant s'immobilise pour ne pas tousser.

Coccus cacti : pour une toux quinteuse et très grasse : beaucoup de glaires sont évacués le plus souvent par les vomissements : ce mucus est filant, collant, transparent.

Conium : pour une toux sèche, presque constante, aggravée lorsque l'enfant parle. Toujours pire la nuit et en position couchée, la toux ne se calme que si l'enfant est assis.

Drosera : pour une toux quinteuse, coqueluchoïde, mais de timbre rauque, elle survient dans la deuxième partie de la nuit, par accès très rapprochés.

Ipeca : pour une toux incessante et violente : chaque mouvement respiratoire entraîne une sorte de suffocation, le visage peut devenir congestionné, bleuâtre. On peut trouver des filets de sang dans les crachats ou les vomissements de glaires ; nausées persistantes, langue propre.

Pulsatilla : pour une toux sèche, le soir et dans la nuit, devenant grasse le matin. S'il y a expectoration ce sont des mucosités faciles à évacuer, généralement purulentes, jaunes ou verdâtres. L'enfant pleurniche. Il est mieux au grand air, ou si la fenêtre est ouverte.

Rumex Crispus : pour une toux qui semble provoquée par un chatouillement dans la trachée. C'est une toux sèche, agaçante, rendant le sommeil impossible. Elle est aggravée en pressant la trachée en parlant, et tout particulièrement la nuit et à l'air froid.

Sanguinaria : pour une toux spasmodique après la grippe ou après la coqueluche, qui revient après chaque nouveau refroidissement. Elle est pire la nuit et en position couchée ; l'enfant doit s'asseoir sur son lit. Quelquefois : aphonie.

Senega : au cas où l'on entend des bruits humides dans la poitrine, la toux se terminant par des éternuements. Beaucoup de glaires difficiles à faire remonter.

Voilà dix remèdes, alors qu'il en existe une très grande quantité d'autres qui seraient probablement mieux indiqués par des modalités qu'il est impossible de préciser dans un manuel de ce genre. Les risques d'échec sont donc importants en choisissant le remède de la toux de votre enfant parmi ceux-ci.

Si vous n'obtenez aucune amélioration, faites appel à votre médecin. Surtout, essayez un remède que si vous retrouvez exactement les quelques caractéristiques que j'ai notées pour chacun.

Les maladies des yeux

Les infections oculaires

Les yeux sont des organes délicats et particulièrement précieux. Ils peuvent être le siège d'inflammations bénignes comme toute autre partie du corps, mais très rapidement cette inflammation peut atteindre plus profondément l'œil au niveau de la cornée, de l'iris ou même de l'intérieur de l'organe.

Les cas simples correspondent aux *conjonctivites* (infectieuses ou allergiques). Lorsque les lésions dépassent la conjonctive on parle de *kératite* ou même *d'ophtalmie*. Le gros danger est de laisser s'installer une simple kératite, c'est-à-dire une inflammation de la cornée, qui, en guérissant peut laisser une **cicatrice opaque**. Si cette cicatrice se trouve dans le champ visuel, le sujet perd une bonne partie de la vue, s'il ne devient pas complètement aveugle.

Les inflammations oculaires sont donc des affections que le médecin lui-même redoute et qu'il adresse bien souvent aux spécialistes. Il faut être extrêmement prudent en soignant de tels cas.

Ce qui doit vous rendre prudent

— Toute **inflammation importante** et très **douloureuse**, avec ou sans suppuration (les yeux sont collés le matin et il faut éponger souvent le pus qui s'en écoule dans la journée).

— Toute **blessure** qui s'accompagne de saignement ou d'hématome de l'œil lui-même.

Il existe cependant des cas très bénins

Ceux-ci vous permettent d'attendre un jour ou deux :

■ **les inflammations consécutives à :**
— un bain de piscine ;
— à la lumière sur la neige, si la douleur est légère et banale ;
— à un simple rhume ou un léger refroidissement ;
— s'il y a une épidémie banale et des cas bénins à l'école ou en famille ;
— s'il s'agit d'une allergie bien connue et déjà manifestée antérieurement ;
— s'il s'agit d'une blessure légère péri-oculaire.

Ce que vous devez observez

Signalez à votre médecin, les points suivants :

■ **L'aspect des yeux** :
— l'intensité de la rougeur ;
— s'il y a enflure des paupières ;
— s'il y a rougeur de la peau des paupières ;
— s'il y a enflure de la conjonctive qui peut paraître saillante, tout autour de la cornée, donc sur le « blanc » de l'œil.

■ **L'écoulement de l'œil** :
— larmes claires, leur abondance ;
— larmes purulentes, liquides ou dépôts épais ;
— paupières libres ou collées.
□ *Ce qui augmente l'écoulement* :
— lumière,
— air froid,
— air chaud.

■ **La douleur**
L'enfant garde ou non les yeux fermés, il gémit, pleure ou crie par moments.
□ *Ce qui augmente la douleur* :
— chaleur;
— froid;
— lumière du jour, du soleil, d'une lampe;
— ce que l'enfant fait pour se soulager.

■ **Tout ce qui est nouveau depuis la maladie**.
— changement de caractère, de comportement
— éventuellement de l'appétit, de l'état général,
— fièvre, état du nez, de la gorge.

Quelques remèdes simples

Vous devez les donner en attendant la décision médicale ou si vous estimez que la vue de votre enfant n'est pas en danger, et que vous pouvez vous donner un ou deux jours de délai. Vous pouvez agir différemment selon les cas suivants.

Pour une **infection** survenant souvent à la suite d'un bain de piscine, à l'occasion d'une rhino-pharyngite, ou d'un simple «coup d'air», comme on a tendance à le dire, on peut envisager un traitement qui comportera des soins locaux et éventuellement un médicament homéopathique.

■ **Soins locaux** : on peut toujours nettoyer les paupières avec un tampon de coton imbibé d'une solution pharmaceutique reconstituant les larmes (dacryosérum, ou équivalent); traditionnellement, on utilisait très souvent l'infusion de camomille; l'eau bouillie peut également faire le même office, en la salant légèrement, comme les larmes.

■ **Soins homéopathiques** : selon les cas donnez :

Argentum nitricum : dans les cas où il y a le plus de

pus ; rarement au début de l'inflammation, mais surtout si elle se prolonge trop.

Aconitum : après coup de froid avec début brutal, l'œil est aussitôt rouge et douloureux. L'enfant se plaint beaucoup. A donner dès les premières heures.

Arsenicum album : dans les cas les plus douloureux, avec sensation de brûlure. L'enfant va mieux si on lui fait des compresses humides et chaudes sur les yeux.

Chamomilla : quand les douleurs sont très mal supportées. L'enfant hurle, se met en colère, tant il a mal. Mais localement, il y a peu de chose. (Cas moins grave qu'avec arsenicum).

Dulcamara : tout particulièrement pour les inflammations après les séances de piscine ou les bains en général.

Euphrasia : sera préférable, si la conjonctivite accompagne un rhume de cerveau ou une rhino-pharyngite. L'irritation des yeux a tendance à s'étendre aux paupières.

Mercurius solubilis : plus particulièrement pour les inflammations oculaires consécutives à la chaleur ou à l'exposition au soleil sur la neige. La douleur provoquée par la lumière est particulièrement intense.

Nitric acidum : dans les cas où les larmes et l'écoulement des yeux sont particulièrement corrosifs pour les paupières et surtout aux angles des paupières.

Pulsatilla : le larmoiement ou la suppuration est, au contraire du précédent, tout à fait bien supporté. Amélioration au grand air. Détérioration à la chaleur.

Thuya : quand ces inflammations ont tendance à se répéter ou à se prolonger anormalement ; avec petites croûtes au bord des paupières, chaque matin.

Les traumatismes oculaires

Le plus souvent il s'agit de **corps étrangers** (poussière ou corps important). Le premier geste nécessaire est toujours **l'extraction**.

Elle peut être effectuée avec un coin de mouchoir très propre, ou sinon par un spécialiste. Le remède qui suivra cette intervention sera dans presque tous les cas *un collyre antiseptique*. Les remèdes de l'inflammation que nous avons vus précédemment, restent valables.

S'il s'agit d'un **traumatisme** : choc sur l'œil, coup de poing, ou chute sur la face, préférer :

Arnica : s'il y a en plus ecchymose sous-conjonctivale (tache rouge plus ou moins vive) au niveau du blanc de l'œil.

Symphitum : si le traumatisme est dû à un coup sur l'œil. Après avoir fait vérifier éventuellement qu'il n'y a pas de lésion profonde de l'iris ou derrière lui. Généralement l'enfant ressent une douleur violente, profonde, névralgique. L'ensemble du globe oculaire est douloureux, meurtri.

Ledum palustre : si c'est l'ecchymose des paupières «l'œil au beurre noir» qui est très marqué (il y a peu de lésion de l'œil lui-même, mais surtout des tissus péri-oculaires).

Les coups de soleil

Les yeux ne sont qu'un élément de l'ensemble du visage et le traitement est sensiblement le même que celui à suivre pour une brûlure superficielle. Il y a rougeur et larmoiement douloureux. Mais la muqueuse oculaire semble tout à fait respectée. Par contre, on peut voir sur le visage, et surtout au niveau des lèvres, quelques phlyctènes accompagnés d'enflure modérée des paupières.

Aconitum : dès le moment de la brûlure, comme premier traitement.

Arsenicum Album : si la douleur est vive, brûlante et si l'enfant est soulagé par des compresses tièdes ou chaudes.

Cantharis : pour les cas dans lesquels il existe précisément des bulles de décollement au niveau du visage : sur les joues ou les lèvres.

Les allergies oculaires

Comme traitement d'attente uniquement, au moment des crises dont on connaît bien la cause : pollen au printemps, ou poussière animale (chien ou chat) à tout autre moment de l'année par exemple, on choisira plutôt parmi les remèdes déjà cités pour l'infection (p.69) avec peut-être une préférence pour :

Allium Cepa : si les symptômes du nez sont encore plus importants que ceux des yeux. L'écoulement nasal est très abondant et tout le pourtour du nez est comme brûlé.

Euphrasia : si c'est l'inverse : l'écoulement nasal est moyen, mais les yeux coulent sans arrêt et font mal, les paupières en sont toutes rouges et comme à vif.

Rhus tox. : avec inflammation plus profonde, allant jusqu'à la suppuration, avec douleur encore plus vive de l'ensemble des yeux. Les symptômes du nez sont relativement secondaires.

Les maladies du nez, des oreilles, de la gorge et de la bouche

Les saignements de nez

C'est là un **incident fréquent** chez l'enfant, mais il est certain que tous les enfants ne saignent pas aussi facilement les uns que les autres.

Un traumatisme important du nez, après chute en avant, ou rencontre avec un objet dur pendant la course, peut provoquer chez tout le monde une hémorragie nasale. A l'extrême elle peut correspondre à une fracture du nez, mais il existe des cas d'hémorragies fréquentes, pour des causes minimes ou sans aucune raison. L'enfant saigne pour peu de chose : un léger choc (type : gifle), une exposition au soleil, la moindre fièvre. Quelquefois il saigne du nez en dormant, sans s'en apercevoir. On trouve son oreiller taché de sang le matin.

Ces saignements sont rarement graves. Ils peuvent le devenir, si les moyens simples mis en œuvre ne tarissent pas l'écoulement dans les dix minutes.

Il est déconseillé, en tout cas, de coucher un enfant qui saigne du nez. On ne verra peut-être plus l'écoulement s'extérioriser, mais il peut fort bien continuer dans la gorge. L'enfant avale alors son sang. Généralement il finit par le vomir lorsqu'il en a suffisamment accumulé dans l'estomac. Mais on a alors perdu du temps pour agir sur l'hémorragie.

Maintenez l'enfant assis ou debout, en le rassurant s'il a tendance à s'effrayer à la vue du sang. Les pleurs et les cris ne font qu'aggraver la situation en prolongeant l'hémorragie.

Ce qui doit vous rendre prudent

■ **La persistance anormale de l'hémorragie**.
Après 10 ou 15 minutes, il faut que tout soit rentré dans l'ordre. Au-delà de ce temps il faudra peut-être faire pratiquer une cautérisation ou un tamponnement serré par un spécialiste.

■ **L'enfant vomit un flot de sang**
Un écoulement postérieur persiste peut-être, le nez étant bouché par un caillot. Il s'agit d'une **urgence**

■ **Un important traumatisme de la face**.

Vous pouvez essayer d'agir vous-même.

■ **Si vous connaissez bien votre enfant** et ses habituels saignements de nez.

■ **Si la cause traumatique** a été de peu d'importance.

■ **Si le saignement est récent** et pas trop abondant.

Ce que vous devez observer

Pour choisir votre remède ou pour informer votre homéopathe, faites attention aux points suivants :

■ **Les circonstances de début** :
— choc ou non,
— quel genre de choc,
— insolation, effort,
— pendant le sommeil,
— fièvre ou non,
— rhume de cerveau ou non.

■ **Les caractères de l'hémorragie** :
— sang rouge,
— sang noir,
— caillots volumineux,
— caillots en filaments,
— de la narine droite, gauche, ou bilatérale.

■ **Les autres symptômes** :
— aspect extérieur du nez,
— toux, respiration, fièvre,
— comportement (affolement ou non).

Quelques remèdes utiles

Il faudra savoir choisir entre :

Arnica : pour toute hémorragie d'origine nettement traumatique, ou si la tendance à saigner date d'un accident de la face. Pour ceux qui saignent du nez chaque fois qu'ils se mouchent.

Belladonna : souvent à utiliser à l'occasion d'une fièvre avec congestion du visage, mal de tête, ou après insolation. Le sang est rouge vif. L'enfant a peur et s'agite.

Crocus sativus : convient aux saignements qui présentent de long filaments accrochés au nez et qu'il faut tirer comme des fils.

China : lorsqu'il y a tendance chronique chez des enfants plutôt pâles et anémiés. Le saignement est souvent accompagné de gros caillots, volumineux qui bouchent les narines, le sang continuant de couler en arrière.

Ferrum : sang rouge vif chez des enfants généralement pâles mais rougissant facilement à l'occasion d'émotions, de la peur qu'ils ont de voir le sang.

Ferrum phosphoricum : très voisin du précédent, mais tout particulièrement indiqué si l'enfant est fébrile, ou si c'est un sujet trop grand, maigre et fragile.

Mercurius : particulièrement pour ceux qui saignent la nuit en dormant. Ils peuvent également présenter des sueurs froides nocturnes et un mauvais sommeil.

Les douleurs d'oreilles

Une douleur de l'oreille ne veut pas dire **otite** dans tous les cas. Bien souvent il s'agit d'**une inflammation de la partie moyenne** de l'oreille, celle qui se trouve immédiatement derrière le tympan. Cette inflammation est le plus souvent provoquée par une **infection nasale** : la transmission microbienne s'est effectuée par le canal de la trompe d'Eustache.

On dit alors qu'il y a otite moyenne mais encore faut-il savoir l'importance de cette infection.

Chez un enfant, il est impossible de tenir compte uniquement de l'importance de la douleur. **Seul compte l'aspect du tympan**. Par cet aspect on reconnaît si l'inflammation est simplement congestive ou si elle s'accompagne d'œdème, voire de bombement du tympan. La couleur de ce tympan permet de se rendre compte si l'infection est encore simplement à son début ou s'il y a déjà formation de pus en arrière du tympan. Il existe des cas où l'on découvre de tels aspects, déjà très évolués, donc plus graves, chez des enfants qui ont à peine manifesté une douleur précise. Quelques grognements pendant le sommeil, ou de simples réveils avec pleurs vite terminés, font comprendre après coup, que l'enfant a souffert.

A l'inverse, on voit certains enfants hurler de douleur sans que rien ne soit modifié dans l'aspect du tympan. Ils ont mal parce que leur gorge est enflammée. La douleur d'oreille est en réalité une irradiation d'une douleur d'amygdale.

Il est donc **difficile pour un profane de traiter correctement une douleur d'oreille**. D'autant plus que le danger de complication existe encore. L'évolution habituelle de ce genre de maladie est de différents types :

☐ Ou bien tout rendre dans l'ordre (avec ou sans traitement) l'inflammation qui est apparue disparaît sans laisser de trace.

☐ Ou bien, une suppuration s'installe : du pus se forme

derrière le tympan et s'extériorise par lui-même, c'est là une évolution favorable dans bon nombre de cas.
□ Ou bien l'infection gagne les os situés en arrière de l'oreille : la mastoïdite en est la conséquence,
□ Ou bien, enfin, une otite mal soignée occasionne des troubles de l'audition, à plus ou moins long terme.

Ce qui doit vous rendre prudent

Vous ne devez pas essayer de soigner vous-même :
— **toute première crise** de douleurs d'oreilles accompagnée de fièvre,
— **toute douleur d'oreille irradiée** à la partie du crâne située **en arrière de l'oreille**, au niveau de ce gros os qui fait saillie derrière le pavillon de l'oreille,
— **toute douleur d'oreille qui persiste après 24 heures** de traitement d'attente.

Vous pouvez essayer de soigner vous-même

— **Les douleurs non accompagnées de fièvre.**
— **Les douleurs d'oreilles avec fièvre**, seulement si votre enfant en a déjà présenté de **tout à fait semblables** sans que votre médecin ait parlé d'otite franche. Vous avez alors la possibilité d'attendre 24 heures en essayant un médicament.

Ce que vous devez observer

Avant de choisir votre remède ou de prévenir votre homéopathe, faites attention aux points suivants.

■ **Les conditions d'apparition du mal** :
— à l'occasion d'un rhume de quelques jours;
— à la suite d'un traitement de ce rhume : lequel?
— à la suite d'un refroidissement : dans quelles conditions?

— à quel moment de la journée a-t-il commencé ?
— de quel côté ?

■ **Les caractères de la douleur** :
□ *Ce que l'enfant fait lorsqu'il a mal* :
— il grogne, il pleure doucement,
— il hurle, il s'agite.
□ *Ce que l'enfant fait pour se soulager* :
— il se couche sur le côté malade ;
— il évite tout contact ;
— il recherche la chaleur ou au contraire, le froid.

■ **Les accompagnements** :
□ *L'état du nez* :
— écoulement,
— arrêt d'écoulement,
— suppuration nasale ou non.
□ *La toux, la respiration, le comportement, le sommeil.*

■ **Tout ce qui est nouveau depuis le début de la maladie**.

Quelques remèdes de douleur d'oreille

■ **Douleur d'oreille aiguë et récente** :
Seul ce premier cas est accessible à une thérapeuthique familiale très prudente. Si vous estimez pouvoir faire quelque chose par vous-même il faudra encore savoir choisir entre :

Aconitum : à donner comme toujours, pour une crise d'apparition brutale, souvent au milieu de la nuit, et souvent aussi après une journée de grand vent froid passée à la neige. C'est très souvent le premier remède à donner. Il peut suffire, sinon deux ou trois heures après, il faut en changer, lorsque les douleurs persistent.

Belladonna : viendra ensuite, si la douleur reste très violente et s'accompagne de congestion du visage, d'une sensation de battement.

Chamomilla : conviendra pour celui qui hurle de douleur, que rien d'autre ne calme que le balancement ou le fait de le prendre dans les bras pour le bercer. La douleur le rend furieux.

Ferrum phosphoricum : sera préférable dans des cas beaucoup moins dramatiques. La douleur existe, mais elle est plus latente, entrecoupée de périodes de calme complet. Et puis, tout à coup, l'enfant porte la main à son oreille. Il dit avoir mal, mais ne pleure pratiquement pas.

Dulcamara : est un excellent remède d'otite survenue après coup de froid par temps humide, après s'être mouillé sous la pluie, ou après un bain de piscine. La douleur est moyenne, sans caractère particulier. La cause est l'essentiel.

■ **Ecoulement d'oreille** :
Ce cas-ci comme le suivant est souvent chronique et relève toujours de soins médicaux.

Un écoulement jaune franc, **comme de la cire**, ou brunâtre voire franchement noir n'est souvent que du **cérumen** plus ou moins liquéfié par un shampooing ou un savon à l'occasion d'une toilette ou d'une douche.

Il suffit de nettoyer ce que l'on voit, avec un coton tige, mais sans jamais essayer de pénétrer dans le conduit auditif à l'aveuglette. Dans ce cas, même s'il n'y a que peu de chances de léser le tympan, cette manœuvre ne fait que repousser au fond de l'oreille un cérumen qui aurait tendance, naturellement, à s'écouler au dehors.

Un écoulement jaunâtre, mais **liquide**, ou ressemblant à du pus est probablement dû à une *otite* : elle peut être *externe,* donc limitée au conduit auditif (microbienne ou eczémateuse) ; elle peut être *interne*, c'est alors une otite moyenne suppurée.

Il ne faut jamais essayer de traiter vous-même ce genre de cas. Il faut voir un médecin qui seul pourra prendre la décision thérapeutique, allopathique ou homéopathique qui s'impose.

■ **Diminution de l'audition**

Elle peut être évidente, mais reste **souvent inapparente**. Un enfant qui entend mal trouve souvent le moyen de comprendre et de se faire comprendre, sans entendre tout à fait bien.

Les enseignants s'en aperçoivent quelquefois mieux que les parents. Certaines fautes d'orthographe et des troubles de langage en sont les premières manifestations. Dès qu'il y a le moindre doute, le spécialiste O.R.L. doit être consulté.

Les angines et maux de gorge

Définitions

On a tendance à confondre angine et mal de gorge. S'il est vrai que presque toutes les angines s'accompagnent d'un mal de gorge, à l'inverse toutes les douleurs de la gorge ne sont pas de véritables angines.

Le terme d'angine implique la notion **d'amygdalite**, ce qui correspond à une inflammation limitée aux amygdales et aux tissus qui les entourent immédiatement.

Un mal de gorge peut être provoqué par une inflammation de l'**ensemble du rhino-pharynx** qui comporte en plus des amygdales : la base de la langue, le voile du palais et la paroi postérieure du cavum.

Ceci a une importance sur le plan symptomatique, car il faut tenir compte de tout ce que l'on observe chez un malade pour déceler au mieux le médicament homéopathique à donner. Mais ce n'est en tout cas pas la notion d'angine qui déterminera la conduite à tenir.

Pour nos confrères allopathes, ce diagnostic comporte inévitablement une sanction thérapeuthique dite « énergique » pour éviter l'apparition de complications redoutables telles le rhumatisme articulaire, des maladies cardiaques, ou des maladies rénales graves. S'il est vrai que ces maladies-là commencent généralement par des angines, il existe, par contre, de très nombreuses angines qui ne se compliquent pas de la même sorte. La différence consiste dans la nature du microbe qui provoque l'inflammation. Si c'est un **streptocoque**, ces complications sont possibles (mais pas certaines). Si c'est un autre microbe, il n'y a rien à craindre. Or, le simple examen d'une gorge ne permet absolument pas de supposer la nature du microbe qui l'infecte.

La règle médicale officielle est actuellement de faire comme si toutes les inflammations étaient streptococciques, et par conséquent de les traiter toutes par antibiotiques. Il est donc difficile de faire admettre à un jeune médecin ou à un étudiant en médecine que l'on peut ne pas agir ainsi.

Or, pour un homéopathe, seul compte l'aspect de la gorge et l'état général du malade. Il n'envisage pas la nature du microbe causal et ne redoute pas d'hypothétiques complications. Il soigne son malade selon ses symptômes et observe l'évolution.

Si elle n'est pas rapidement favorable, il fera tous les examens nécessaires et modifiera son traitement en fonction de ce qu'il aura appris. Il passera éventuellement au traitement classique s'il le juge utile pour son malade. Il sait en tout cas qu'il ne lui fait courir aucun risque, en attendant le résultat d'un prélèvement s'il a quelques doutes sur la malignité de l'angine (cas d'épidémie de scarlatine ou de streptococcies).

Ceci veut dire que **tout mal de gorge est actuellement considéré comme quelque chose de potentiellement grave**. Les parents doivent donc être très réservés pour prendre en charge leur traitement.

Il faut appeler un médecin

— **Si la fièvre est très importante** et l'enfant abattu.
— **Si la douleur de gorge est très vive**, avec impossibilité de boire, même de l'eau.
— **Si l'aspect de la gorge montre un œdème important** des muqueuses ou des formations blanches donnant l'impression qu'il s'agit de véritables membranes.
— **Si la maladie persiste** après un premier essai.

Vous pouvez envisager de soigner vous-même une angine

— **Si la fièvre est modérée** et l'état général bien conservé.
— **Si la douleur locale n'est pas importante.**
— **Si l'aspect de la gorge est relativement banal** : rougeur

diffuse des amygdales, et éventuellement quelques points blancs.
— **Seulement pendant 48 heures**.

Ce que vous devez observer

Avant de choisir votre remède ou pour informer votre homéopathe lorsque vous faites appel à lui, faites attention aux points suivants.

■ **Les causes apparentes**
— Contagion ou coup de froid ?
— Dans quelles conditions ? froid sec ? humide ?
— Changement de température ?
— Après s'être mouillé ? (tête, pieds, etc...)

■ **La manifestation principale** :
□ *Fièvre* : type de fièvre, continue ou intermittente, ses aggravations.
□ *Douleur* : le côté le plus douloureux, évolution d'un côté à l'autre. Le plus mauvais moment du jour. L'endroit où elle s'irradie (oreilles, par exemple).
□ *Ce qui soulage ou aggrave* : avaler, boire chaud, boire froid.

■ **L'aspect de la gorge** :
□ Quel côté est le plus vilain ?
□ *Quelle couleur* : rouge violacé, points blancs, peaux blanches ?
□ *Enflures* : des amygdales, de la luette.
□ Odeur de l'haleine,
□ Enflure sous le cou, ganglions éventuels.

■ **Tout ce qui est nouveau depuis l'angine** :
— comportement,
— sommeil,
— digestion, soif, faim, selles, urines.

Quelques remèdes d'angine

Dans le cas où vous avez décidé de faire quelque chose vous aurez à choisir, selon les symptômes, entre :

Aconitum : à donner, comme toujours, dans les premières heures, si le début est brutal et dramatique; la douleur de gorge est quelquefois angoissante, si l'enfant sait s'exprimer.

Apis Mellifica : l'enfant doit présenter deux symptômes caractéristiques : un aspect *œdémateux* de la gorge ou au moins de la luette, le petit malade doit *refuser de boire*, malgré la fièvre.

Baryta Carbonica : souvent efficace pour le mal de gorge ressenti avant que la fièvre ne commence. Donc début insidieux à l'inverse d'Aconitum. Egalement pour les angines qui ont les plus *fortes réactions ganglionnaires* autour du cou et sous la mâchoire sans que l'aspect local ne motive une telle réaction.

Belladonna : pour les inflammations les plus douloureuses, la douleur en avalant est toujours très vive, la gorge très rouge, avec ou sans points blancs. Les symptômes de fièvre doivent être présents : maux de tête, visage congestionné, l'enfant a souvent soif mais boit peu à la fois.

Ignatia : si la douleur est plus importante au repos, avec amélioration en avalant, surtout lorsqu'il s'agit de quelque chose de dur : pain, viande, etc.

Lachesis : inflammation et douleur prédominante *à gauche* aggravée la nuit ou au réveil, avec irradiation à l'oreille gauche. Très indiqué également si l'inflammation a commencé à gauche et se déplace vers le côté droit. Ne supporte pas les boissons chaudes. Amélioration par le froid.

Lycopodium : cas inverse du précédent. Convient pour les inflammations dominant *à droite* ou évoluant de droite à gauche. Cas amélioré par les boissons chaudes, aggravé par le froid, le nez est presque toujours bouché, congestionné.

Mercurius : pour les angines blanches, avec beaucoup de points ou déjà des peaux blanches, langue enflée, mauvaise haleine, ganglions cervicaux douloureux. Transpiration nocture pénible, soif intense.

Nitric Acidum : pour les formes les plus sévères (seulement en attendant le médecin) avec impression d'ulcérations, douleurs très violentes, herpès des lèvres, odeur putride de la bouche.

Les éruptions dentaires

Définition

Il est habituel d'attribuer aux «poussées dentaires» un certain nombre de troubles de la vie du nourrisson.

Bien qu'il s'agisse d'un phénomène physiologique qui ne devrait logiquement donner aucun ennui, il est vrai que certains enfants en souffrent. Il faut donc éviter de tomber dans deux excès : nier systématiquemetn la possibilité de tels ennuis, ou leur attribuer trop d'importance.

L'irritation ressentie lorsqu'une dent traverse la gencive peut certes être agaçante, voire douloureuse et déterminer un certain nombre de petits troubles réflexes. Elle affecte d'abord le **comportement** du bébé qui devient souvent irritable, il pleure pour un rien et se met en colère pour peu de chose; ensuite les **muqueuses** du voisinage en provoquant une rhino-pharyngite légère que l'on a coutume de nommer «*bronchite dentaire*»; enfin les **fonctions digestives** par quelque phénomène reflexe explicable se traduisant par des «*diarrhées dentaires*». **Cette pathologie n'est jamais très inquiétante et ne s'accompagne habituellement pas de fièvre.**

Le danger de cette explication «dentaire» est de cacher quelque chose de plus sérieux. A ce sujet, il est bon de savoir que la période de vie où ces troubles sont possibles, se situe **entre six et vingt** mois; très rarement avant ou après.

Par ailleurs dès que ces troubles comportent un mouvement de fièvre il devient très peu probable que les dents soient en cause.

Enfin, il est indispensable de vérifier simplement la réalité objective de cette causalité par l'observation des gencives : on doit les voir **gonflées** et plus **rouges** que normalement, quelquefois soulevées par une sorte de bulle liquide ou violacée. Au toucher, on doit en tout cas sentir le **soulèvement** de la muqueuse par la dent sous-jacente.

Le symptôme le moins valable est celui du « besoin de mordre » chez ces nourrissons. Il est en effet difficile de distinguer la motivation de l'enfant qui « porte à la bouche tout ce qu'il tient dans les mains ». C'est là un phénomène physiologique commun à tous. A ce moment de la vie, il semble que le nourrisson éprouve le besoin de prendre connaissance de son environnement par la bouche plutôt que par les mains et les yeux.

Ce comportement ne peut devenir un symptôme « dentaire » que lorsqu'il s'accompagne d'un **besoin de mordre violemment**. Le nourrisson ne se contente pas de téter les objets ou le doigt qu'il a saisi, mais il veut les écraser fortement au point quelquefois de se faire mal. C'est ainsi que les gencives s'enflamment et gonflent dans certains cas.

Vous pouvez essayer de soulager une poussée dentaire

Ne le faites que si vous avez vérifié :
— l'absence de fièvre,
— la réalité de l'inflammation des gencives et observé :

■ **Le type de troubles présentés par l'enfant** :
□ *Signes rhino-pharyngés* : état du nez, type de toux, respiration, etc..
□ *Signes digestifs* : fréquence et abondance des selles, leur aspect, leur odeur.
□ *Signes cutanés* : la peau du siège peut être rouge, boutonneuse, desquamante.
□ *Signes urinaires* : elles sont souvent très ammoniacales, surtout le matin au premier change.

■ **Le comportement de l'enfant** :
□ Son humeur, le jour.
□ Son sommeil, la nuit.
□ Ce qu'il faut faire pour le calmer.

■ **Tout ce qui est devenu anormal** ou inhabituel depuis le début des troubles.

Quelques remèdes de poussées dentaires

Il faudra choisir entre :

Chamomilla : à donner dans un grand nombre de cas, mais à condition que l'enfant soit irritable, coléreux, qu'il désire être bercé, promené, pris dans les bras et aussitôt calmé. Une joue plus rouge que l'autre est un bon signe supplémentaire, mais non indispensable.

Cina : à donner également en cas de mauvaise humeur, mais à un enfant nettement plus difficile à calmer. Il veut être bercé et pris dans les bras, mais n'en continue pas moins à hurler. Il peut, en plus, manifester une démangeaison du nez dans lequel il aime fourrager avec les doigts. Il a tendance à grincer des dents, en dormant et même éveillé.

Ignatia : sera indiqué chez l'enfant imprévisible, «Jean qui pleure et Jean qui rit». On note que ses joues sont mordues intérieurement : il se mord lui-même.

Kreosotum : indiqué surtout pour les érythèmes fessiers d'origine dentaire : les urines deviennent particulièrement alcalines et provoquent sur les fesses et sur les bourses des rougeurs allant quelquefois jusqu'aux phlyctènes et même aux ulcérations sanglantes.

Phytolacca : à donner à ceux qui ont tout particulièrement besoin de mordre tout ce qu'ils peuvent. Cette façon d'écraser leurs gencives est leur seul soulagement, et faute de mordre quelque chose, ils se mordent eux-mêmes les gencives.

Podophyllum : sera surtout indiqué pour les diarrhées dentaires, dans un premier temps, s'il y a également ce besoin de se mordre les gencives. La diarrhée est par ailleurs banale, peu douloureuse.

Rheum : voilà un autre remède de la diarrhée dentaire, si elle devient acide, irritante pour le siège et s'accompagne de violentes coliques.

Les caries et les soins dentaires

La prévention

Dans cet important domaine concernant l'avenir de la dentition qui se forme et apparaît pendant l'enfance, il est des notions certaines et d'autres plus discutables :

■ **La suppression des sucreries**, en tout cas leur restriction, est certainement indispensable. L'usage des douceurs en général et des bonbons en particulier doit être réduit au minimum. Il faut savoir modérer ou supprimer le goût excessif de certains enfants pour elles. Il faut en tout cas proscrire absolument l'habitude du bonbon ou du chocolat du coucher.

■ **Le brossage systématique des dents** : est aussi une habitude qu'il est indispensable de faire prendre aux enfants dès qu'ils sont capables de se servir de leurs mains. Il faut obtenir ce brossage après chaque repas.

■ **Les médicaments ou dentifrices fluorés** : sont très à la mode, mais, eux, plus sujets à caution. Si certaines carences en fluor sont responsables de caries, l'excès de fluor, lui aussi, provoque de graves atteintes dentaires. Si certains enfants assimilent bien cette substance, il n'est pas certain que tous n'en soient pas incommodés. Enfin la qualité d'une dentition ne correspond certainement pas qu'au facteur «fluor» mais à bien d'autres, sur le plan génétique, et métabolique. Il n'est en tout cas pas prouvé de façon indiscutable que le fluor soit indispensable ni inoffensif.

Mon attitude personnelle est celle d'une attente prudente et de l'abstention jusqu'à une meilleure information.

Les soins dentaires

Localement ils relèvent, évidemment du dentiste. Mais

l'homéopathie peut apporter une modeste contribution au soulagement de certaines douleurs et surtout à l'angoisse qui précède souvent la consultation chez le praticien.

■ **Avant d'aller au cabinet dentaire** :
Donnez à l'enfant dès le moment où il est prévenu du départ, une demi-dose en 15 CH et l'autre demi-dose aussitôt avant de l'asseoir sur le fauteuil, soit de :

Gelsemium : si la peur s'accompagne de manifestations physiques : envies d'uriner, coliques, vomissements, etc.. avant le départ.

Antimonium crudum : si la peur est surtout le résultat d'une hypersensibilité habituelle à la douleur; l'enfant hurle et se débat dès le moment ou l'on essaie de le regarder ou de l'approcher.

■ **Après extraction ou soins profonds** :

Arnica : donné systématiquement il évitera les hémorragies ou les surinfections de l'alvéole ou des gencives.

Médicaments d'attente des caries en général

Chamomilla : si la chaleur aggrave la douleur. Pour les grands nerveux, les violents, les coléreux qui hurlent exagérément lorsqu'ils souffrent.

Coffea : si la douleur provoque plutôt une surexcitation motrice et verbale : l'enfant ne peut pas tenir en place et n'arrête pas de parler. Le froid calme ce type de douleur.

Bryonia : si le moindre mouvement de la mâchoire aggrave la douleur; si la joue est déjà enflée et que l'enfant presse la main contre la joue.

Belladonna : si la douleur est battante, la gencive rouge et enflée, hypersensible au toucher. Il y a menace d'abcès.

Les aphtes et les inflammations de la bouche

Le muguet du nourrisson

Il s'agit d'une inflammation provoquée par une **levure microscopique** (Candida albicans) souvent inoculée par une sucette plus ou moins bien lavée.

Cela se présente comme de petites taches très blanches sur la langue, l'intérieur des lèvres et des joues. On peut en voir sur le palais et jusque dans la gorge. Le bébé en souffre peu, mais cependant mange mal et si l'on ne fait rien, il ne pourra bientôt plus rien absorber.

■ **Vous ne devez pas soigner vous-même votre enfant**
— Si vous ne savez pas exactement de quoi il s'agit,
— Si les lésions sont très étendues à toutes les muqueses.

■ **Vous pouvez le soigner vous-même**
— S'il y a peu de boutons blancs et depuis peu de temps,
— Si vous savez parfaitement de quoi il s'agit.

■ **Quelques remèdes du muguet**
Dans ce cas, vous pouvez faire un *traitement local* qui consiste à frotter toutes les muqueuses buccales avec un coton imbibé d'eau fortement bicarbonatée, une heure avant chaque repas et donner un *médicament* comme :

Borax : voilà le remède presque spécifique. Les taches sont moyennes la bouche brûlante, le bébé a mal en tétant : il commence mais s'interrompt aussitôt pour pleurer.

Hydrastis : pour les cas déjà importants ou rebelles à Borax. La langue est spécialement atteinte, comme brûlée. L'état général se détériore un peu : amaigrissement, mauvaise mine.

Mercurius solubilis : à donner au cas où toute la bouche est concernée, particulièrement les gencives qui en arrivent à saigner. La salivation est très nettement augmentée.

Ne donnez ces deux derniers remèdes qu'en attendant la consultation d'un médecin.

Les aphtes et les stomatites de l'enfant plus grand

Il s'agit généralement d'aphtoses ou de stomatites aphteuses plus ou moins importantes.

Quelques **aphtes isolés se répétant** à intervalles plus ou moins rapprochés relèvent d'un traitement de fond : les aphtes ne sont qu'un symptôme parmi d'autres qui traduisent un état général quelque peu anormal. S'il n'y a qu'eux seuls, ils relèvent d'une **cause générale plus que locale.** Leur traitement est toujours décevant si l'on ne fait qu'essayer de les soigner isolément ou localement. Nous n'en parlerons pas ici.

Bien plus fréquents et accessibles sont les cas d'**inflammation aphteuse aiguë** : l'ensemble de la muqueuse buccale est concerné : langue, gencives, palais, intérieur des joues et même amygdales et arrière-gorge.

La **douleur** est généralement **violente** au point de gêner considérablement la déglutition.

On observe soit des aphtes bien isolés, mais plus ou moins nombreux, soit des aphtes sur un fond inflammatoire général avec gencives enflées, saignantes, rougeur de toute la langue et de la gorge.

On note bien souvent une **odeur désagréable**, sinon fétide, de la bouche.

On observe autour du cou et sous le maxillaire inférieur des **ganglions** douloureux.

Ce qui doit vous rendre prudent

— **Des lésions très étendues avec saignement** important des gencives ou des douleurs tellement violentes, que l'enfant ne peut même plus boire.
— **Une fièvre très élevée**, avec symptômes de gravité : abattement, fatigue générale telle que l'enfant ne peut plus se lever.

Vous pouvez soigner cela vous-même

— Si les lésions ne sont pas trop importantes.
— S'il n'y a pas de fièvre élevée.
— Si l'enfant peut encore boire facilement, au moins de l'eau.

Ce que vous devez observer

Avant de choisir votre remède ou d'appeler votre homéopathe, faites attention aux points suivants :

■ **L'aspect de la bouche** :
□ *Localisations* diverses et prédominantes : gencives, langue, fond de la gorge ou intérieur des joues.
□ *Type des lésions* : aphtes blancs simples, ulcérations plus profondes, avec saignement au contact ou croûtes noires ou brunes.
□ *Aspect des muqueuses environnantes* : enflées, très rouges ou bleuâtres.
□ Salivation : bouche sèche, normalement humide, salivation importante ou exagérée.

■ **Les douleurs** :
□ *L'enfant refuse de boire* ou boit normalement.
□ *Il refuse de manger* : de tout, de certains aliments. Lesquels ?

☐ *Il mange normalement.*
☐ *Il se plaint* ou non : il gémit, il hurle, etc...

■ **Les accompagnements** :
☐ Ganglions sous le cou.
☐ Enflure sous les mâchoires.
☐ Fièvre, sommeil, comportement.

■ **Tout ce qui est apparu d'anormal depuis la maladie**
Signalez toute anomalie siégant dans toute autre partie de l'organisme.

Quelques remèdes de stomatites

Dans les cas les plus simples ou en attendant le médecin vous pourrez choisir entre les remèdes suivants :

Baptisia : pour les formes les plus importantes avec fièvre élevée, somnolence, haleine très fétide. La bouche est pleine d'ulcérations et l'enfant ne peut rien avaler de solide.

Borax : pour les formes où dominent nettement les aphtes plus que les ulcérations. L'enfant est nerveux, il a peur de tomber lorsqu'on le recouche dans son lit, il souffre souvent de diarrhée en même temps que d'aphtose.

Hydrastis : si la langue est comme brûlée, élargie, enflée avec une salive abondante épaisse, collante, filamenteuse. L'état général est atteint : fatigue importante, paresse digestive avec constipation opiniâtre. Si l'enfant sait parler, il se plaindra d'un goût amer dans la bouche.

Mercurius corrosivus : si les muqueuses de la bouche sont enflées dans leur ensemble, mais surtout au niveau des gencives qui saignent, de la luette qui pend au fond de la gorge et des amygdales qui sont particulièrement douloureuses. Aggravation nocturne, sudation épuisante.

Nitric Acidum : si les lésions intrabuccales débordent sur les lèvres et le pourtour de la bouche. La bouche a l'air d'avoir été brûlée par un acide. Haleine très fétide, ulcérations déjà profondes.

Sulfuric Acidum : si l'on retrouve l'aspect de brûlure par un acide fort, mais avec une tendance hémorragique plus marquée : les gencives laissent suinter un sang noir qui se transforme en plaques noires autour des dents. Fétidité de la bouche. Mauvais état général.

Si j'envisage ici des médicaments pour des états déjà sérieux, c'est que la thérapeutique classique est bien décevante : les antibiotiques ne font rien, ou aggravent quelquefois la situation. Les anti-inflammatoires sont plutôt contre-indiqués. Aucun remède ne soulage véritablement les douleurs.

Autant les fièvres aphteuses sont graves pour les animaux, autant elles sont **généralement bénignes pour les humains**. Leur principal inconvénient est d'être inaccessibles aux thérapeutiques modernes et d'avoir une évolution prolongée entre 8 et 12 jours. L'homéopathie a quelques chances d'agir efficacement.

Un cas particulier : la langue « géographique »

C'est un aspect de la langue que l'on rencontre souvent chez les enfants et qui consiste en plaques de formes diverses, plus ou moins étendues, de coloration rouge, comme si la langue avait été pelée, décapée. Autour de ces plaques, il existe quelquefois une bordure nettement plus blanche souvent un peu surélevée. Ensuite la langue retrouve sa coloration rosée normale.

On dit langue «géographique», car ces taches ont des formes souvent irrégulières, mais en tout cas, très délimitées.

Le plus souvent elles ne provoquent **aucune douleur**. Dans quelques cas plus rares elles sont sensibles aux aliments et aux boissons acides.

Il faut savoir que cette manifestation de la muqueuse de la langue est très mal expliquée. Il est à peu près certain que cela n'est pas infectieux, même si, dans certains cas on l'attribue à des champignons microscopiques. Elle ne correspond pas, non plus, à une maladie interne particulière. Elle peut fort bien exister en dehors de toute autre manifestation. Elle est **toujours bien supportée**.

Le traitement est donc difficile à mettre en pratique. Homéopathiquement, une «langue géographique» n'est considérée que comme un symptôme accessoire, parmi d'autres, dans un tableau général. Elle ne fait presque jamais l'occasion d'une prescription isolée.

Les troubles digestifs

Les vomissements et les indigestions

Il faut rassembler sous ce titre tout ce qui concerne l'estomac chez un enfant. Ce sont là des symptômes évidents et faciles à constater. Il est plus difficile de les interpréter. Même pour un médecin !

Il s'agit, dans les deux cas, d'un rejet par la bouche du contenu gastrique. Mais la cause de ce rejet peut être multiple.

Certains sont presque **physiologiques**, donc normaux, comme on le voit chez les nouveaux-nés et les nourrissons. On dit qu'ils «régurgitent» tout, ou partie, de leur repas parce qu'ils l'ont absorbé trop vite, ou parce qu'ils ont avalé trop d'air en même temps que leur lait.

Certains vomissent ainsi plus facilement que d'autres : ont dit que ce sont des «vomisseurs», mais on ne s'en soucie guère si leur prise de poids n'est pas contrariée.

Il faut intervenir si les régurgitations ou les vomissements deviennent préjudiciables à la croissance, donc si l'enfant est sous-alimenté. C'est le premier cas que nous envisagerons. Chez les très jeunes bébés, ces vomissements peuvent prendre un caractère inquiétant, provoquant un amaigrissement progressif et rapide : il peut s'agir d'une malformation dite : «**sténose du pylore**» qui nécessite une intervention chirurgicale.

Pour les enfants plus grands, le vomissement peut avoir d'autres significations. La plus banale est l'**indigestion** : un excès alimentaire, ou un aliment indigeste est tout simplement rejeté lorsque les sucs digestifs ne peuvent suffire à sa digestion. C'est là quelque chose que la famille peut facilement soigner. La diète et le repos y suffisent d'ailleurs souvent.

Mais il peut s'agir d'une véritable **intoxication**, soit alimentaire, soit chimique. Un aliment peut être de mauvaise qualité, mais alors, il y a généralement plusieurs membres de la famille qui sont malades au même moment.

Certains produits toxiques : produits ménagers, insecticides ou médicaments, peuvent avoir été absorbés par l'enfant.

Les vomissements peuvent aussi apparaître comme **symptômes d'une autre maladie**. La fièvre, en elle-même, peut provoquer chez l'enfant, des vomissements, surtout dans les premières heures. D'autres maladies comportent ce symptôme : toutes les affections intestinales ; infectieuses comme les gastro-entérites, ou chirurgicales comme les occlusions, les appendicites, les péritonites, les invaginations, etc...

Devant un enfant qui vomit, il convient donc d'être prudent pour ne pas laisser passer une affection grave.

Les vomissements du nourrisson

Vous devez faire appel à un médecin

— Si les vomissements s'accompagnent d'une perte de poids, ou même simplement si le poids ne progresse pas suffisamment ;

— Si les vomissements sont bilieux (jaunes ou verts) et

encore plus s'ils sont sanglants.

Vous pouvez essayez un médicament homéopathique

— **Si, le bébé vomit sans en souffrir** : il reste gai et surtout prend normalement du poids;
— **Si les vomissements sont simplement alimentaires** : de lait coagulé ou non, éventuellement de liquides glaireux.

Ce que vous devez observer

Avant de choisir votre remède ou d'appeler votre homéopathe, faites attention aux points suivants :

■ **Les conditions d'apparition des vomissements** :
— pendant la prise du biberon;
— aussitôt après;
— longtemps après;
— en une ou en plusieurs fois.

■ **Ce qui est rejeté** :
— du lait intact;
— du lait caillé;
— du lait en partie digéré, son odeur;
— des mucosités : leur abondance;
— un liquide jaune ou jaunâtre;
— un liquide brun ou noirâtre.

■ **Ce qui semble aggraver ou améliorer les vomissements** :
— la position du corps de l'enfant;
— les pauses pendant les repas;
— les régurgitations d'air;
— le mouvement : bercement, promenade sur les bras.

■ **Les autres symptômes** :
— douleurs avant, pendant et après les vomissements;

— le comportement, le sommeil, le poids ;
— les selles, les urines.

Quelques remèdes des vomissements du nourrisson

Si vous avez jugé que le cas n'est pas grave, il vous faudra choisir entre :

Nux Vomica : si l'enfant présente un malaise aussitôt après chaque repas, il pleure, se tord de douleur. Le bébé est nerveux, irritable, souvent atteint de constipation avec efforts inefficaces : il pousse et pleure, sans rien expulser.

Bismuthum : au cas où les liquides sont rejetés immédiatement après avoir été absorbés, avec accompagnement de rots bruyants, d'odeur aigre et de lait acide. Le bébé souffre de l'estomac après les repas ; il pleure après avoir mangé.

Cuprum : au cas où les spasmes gastriques sont particulièrement violents. Les vomissements sortent en jets après des douleurs aiguës qui font se contorsionner l'enfant. Ils sont souvent accompagnés de diarrhées.

Magnesia phosphorica : si l'on retrouve le même état spasmodique que chez Cuprum mais chez un sujet plus excitable. Son visage reflète les douleurs gastriques. Il est soulagé par la chaleur si sa mère le tient à plat ventre, allongé sous son bras et la main appliquée contre son ventre.

L'indigestion chez l'enfant plus grand

Je limite volontairement le problème des vomissements du grand enfant à celui des « indigestions » dont on peut avoir facilement l'explication. J'élimine les autres vomissements (par occlusion intestinales ou appendicite par exemple) qui ne relèvent pas d'une thérapeutique familiale parce que ces vomissements se répètent périodiquement, ou qu'ils sont accompagnés de douleurs abdominales importantes, ou d'une fièvre élevée avec maux de tête.

Vous pourrez essayer de soigner des vomissements

— **S'ils surviennent pour une raison alimentaire très précise et évidente**, ou à la suite d'un événement vraisemblable : coup de froid, contrariété, etc...
— **S'ils ne s'accompagnent ni de fièvre** importante **ni d'autres symptômes douloureux** dans le ventre :
— **S'ils ne durent pas plus de 24 heures.**

Ce que vous devez observer

Avant de choisir votre remède ou d'appeler votre homéopathe, faites attention aux points suivants :

■ **Les conditions d'apparition :**
— les aliments absorbés la veille ou le jour même ;
— les possibilités de coup de froid, de choc émotif, de traumatisme abdominal, etc...

■ **Nature et évolution des vomissements**
— alimentaires ;

— glaireux ;
— bilieux ;
— malodorants, anormalement colorés, sanglants ;
— ce qu'ils étaient au début et ce qu'ils sont devenus par la suite.

■ **Ce qui les accompagne :**
— fièvre, légère ;
— soif, de quoi ?
— ce qui se passe après avoir bu, ou mangé ;
— dégoûts alimentaires, ou au contraire, envies ;
— l'attitude que prend l'enfant : douleurs, crampes ;
— ce qui les soulage, ce qui les aggrave.

■ **Tout ce qui est changé depuis le début de la maladie :**
— l'humeur et le comportement ;
— le sommeil ;
— les selles, les urines, etc...

Quelques remèdes de vomissements chez un grand enfant

Si vous avez décidé que vous pouvez essayer vous-même un traitement d'attente, il vous faudra choisir entre :

Antimonium Crudum : à donner si la langue est tout particulièrement recouverte d'un enduit blanc (comme du lait caillé), si l'enfant a très soif, des douleurs épigastriques à la pression, des émissions de rots. Les vomissements peuvent être bilieux. L'enfant est hostile, refuse de se laisser examiner.

Ipeca : à donner si la simple vue de la nourriture lui donne la nausée. Les vomissements sont muqueux, la langue reste propre. La nausée et les efforts persistent après avoir vomi. L'enfant est pâle avec des yeux cernés. Habituellement la diarrhée suit très rapidement le début des vomissements.

Nux Vomica : à donner à un enfant nerveux qui a

abusé d'aliments indigestes ou de boissons alcoolisées. Il frissonne, demande à être chaudement couvert. Il demande à aller souvent à la selle sans pouvoir s'exécuter.

Pulsatilla : à donner en cas d'indigestion d'aliments trop gras (friture, crème au chocolat, charcuterie, glaces, cacahuètes). L'enfant ne supporte pas d'être couvert, il veut être au frais. Les boissons chaudes l'incommodent, les boissons froides le soulagent. Dans l'ensemble, il a peu soif.

Ces quatre remèdes sont le plus souvent indiqués, mais il faudra penser également à :

Dulcamara : à donner si la cause des vomissements est nettement un refroidissement. Ils sont généralement accompagnés de diarrhées, de dégoût alimentaire, mais d'une envie de boissons froides.

Ignatia : à donner si la cause des vomissements est d'ordre affectif, après une contrariété, une frayeur. L'estomac semble plein de gaz. Désir d'aliments bizarres et indigestes. Besoin de prendre de grandes inspirations comme par manque d'air.

Aethusia : à donner après un excès de lait ou de laitages. Tout est vomi en énorme caillot. Etat presque syncopal, avec traits tirés, pâleur livide.

Les douleurs abdominales de l'enfant

Voilà encore une symptomatologie très vague et trompeuse. Les enfants ont souvent «**des coliques**».

On y pense déjà lorsqu'un nourrisson pleure, sans que l'on sache exactement pourquoi. Rien ne garantit qu'il s'agisse de coliques, mais on trouve là une explication facile, d'autant plus que les bébés qui souffrent ont souvent l'habitude de se contorsionner et de relever les jambes sur l'abdomen. Comme, à l'occasion, ils émettent quelques gaz intestinaux, on a tendance à faire un rapprochement entre la douleur et l'intestin. Dans bon nombre de cas l'on ne se trompe pas.

Mais encore faut-il pouvoir faire une relation entre ces douleurs et d'autres manifestations digestives : gaz, selles ou vomissements. En dehors de cela, les manifestations douloureuses d'un bébé peuvent provenir de causes diverses.

L'enfant plus grand, sait dire où il a mal. Faites-lui montrer l'endroit dont il souffre plutôt que de vous contenter de ce qu'il dénomme son ventre. Dans la majorité des cas, il montre son ombilic. Mais on est quelquefois surpris de le voir désigner son thorax, et encore plus souvent son estomac. On peut ainsi savoir de quelle région de l'abdomen il souffre le plus.

Quant aux causes de ces douleurs abdominales elles sont multiples. Tout ce qui se trouve dans le ventre peut faire mal : l'estomac, l'intestin grêle, le côlon, le rectum, les reins et les urètres ainsi que la vessie, le foie et les voies biliaires peuvent être concernés.

La douleur abdominale n'est donc généralement qu'un symptôme s'ajoutant à certains autres plus caractéristiques.

Nous n'envisagerons ici que les «coliques» sans autre symptômes. Nous recommanderons d'être très prudent et de ne pas négliger une manifestation fonctionnelle ou organique surajoutée à la douleur. Elle serait alors beaucoup plus significative et pourrait modifier entièrement la conduite à tenir.

Il ne faut pas intervenir sans avis médical

— **Si le ventre est gonflé,** avec arrêt des matières et des gaz,
— Si la douleur siège plus particulièrement **dans la partie droite de l'abdomen ;**
— **Si elle survient par crises** de plus en plus fréquentes et s'accompagne de nausées ou de vomissements ;
— **S'il y a le moindre mouvement de fièvre.**

Vous pouvez soulager vous-même une douleur abdominale

— **S'il existe un autre symptôme** qui permet de penser à une cause simple comme une légère diarrhée, des gaz intestinaux avec gargouillements et évacuations plus ou moins faciles ;
— **S'il y a eu faute alimentaire**, coup de froid, ou contrariété ;
— Si cette douleur ne se prolonge **pas plus de 24 heures** sans jamais être trop violente.

Ce que vous devez observer

Avant de choisir votre remède ou d'appeler votre homéopathe, faites attention aux points suivants :

■ **Les circonstances d'apparition des douleurs :**
— les aliments ou les médicaments pris peu avant ;
— les possibilités de refroidissement (ses conditions) ;
— les possibilités de choc traumatique ;
— les possibilités de choc affectif.

■ **Le caractère de la douleur**
— son rythme, continu ou par crises, sa durée, ses horaires;
— les circonstances d'aggravation : repas, boissons, positions, mouvements, chaleur ou froid;
— les circonstances d'amélioration : ce que l'enfant fait par lui-même pour essayer de se soulager.

■ **Ce qui accompagne la douleur :**
— couleur du visage;
— cris, pleurs ou gémissements;
— vomissements, diarrhées, gaz, transpiration, chair de poule, etc...
— selles;
— urines : leur couleur, leur odeur.

■ **Tout ce qui est nouveau** depuis que l'enfant à des coliques
— son humeur, son comportement, son expression;
— son sommeil..., sa peau..., etc...

Quelques remèdes de coliques de l'enfant

Si vous êtes bien sûr que les coliques ne cachent rien de grave, il vous faudra choisir entre :

Belladonna : à donner si le sujet présente une douleur abdominale particulièrement vive, aggravée surtout par le moindre choc contre le lit et même le moindre toucher du ventre.

Bryonia : à donner, au contraire, si l'enfant est soulagé lorsqu'on appuie fortement et progressivement sur le ventre, de façon à l'immobiliser. L'enfant se couche sur le ventre et y appuie ses poings.

Colocynthis : à donner si l'enfant ressent des douleurs surtout intermittentes, spasmodiques, entrecoupées de périodes de calme complet. Lorsqu'il a mal, il se plie en deux, ou remonte ses jambes sur son ventre, s'il est couché.

Cuprum : à donner si l'enfant éprouve ces mêmes douleurs spasmodiques mais plutôt à gauche et encore plus violentes. Il a par contre la même hypersensibilité du ventre que Belladonna.

Nux Vomica : à donner si l'enfant a des spasmes intestinaux souvent accompagnés de vomissements, mais ce qui est caractéristique ce sont des envies d'aller à la selle, sans résultat.

Plumbum : si l'enfant éprouve les douleurs les plus violentes, mais présente un ventre rétracté, creusé au lieu d'être ballonné comme dans d'autres cas.

Ignatia : conviendra mieux s'il s'agit de suites de contrariétés, de chagrin, ou de surexcitation nerveuse.

Dulcamara : en cas de refroidissements, surtout en été, si l'on est resté découvert dans la nuit après la chaleur du jour.

Pulsatilla : à donner après des repas trop riches ou des crèmes glacées.

Dans tous les cas, une extrême prudence est de règle. Il y a trop d'organes de première importance dans l'abdomen, pour se contenter d'explications faciles.

Seul un médecin expérimenté peut prendre la responsabilité de soigner une maladie intestinale plus importante en utilisant un éventail beaucoup plus large de remèdes qui seraient plus efficaces et indiqués par un ensemble de symptômes qu'il est impossible de préciser dans le cadre de ces renseignements sommaires.

Les diarrhées de l'enfant

Définition

Il s'agit de **selles liquides ou non moulées, d'origine pathologique,** généralement plus **nombreuses** que la normale.

Chez un nourrisson, et tout particulièrement s'il est nourri au sein, les selles sont souvent liquides et de couleur verte, mélangées de grumeaux donnant l'apparence de diarrhée ; il n'en est rien. Ce sont là des selles normales dont l'enfant ne souffre en aucune façon. Il continue de s'alimenter et surtout il continue de prendre du poids normalement.

On ne peut parler de diarrhée chez un nouveau-né que lorsque les selles se trouvent brusquement modifiées : lorsqu'elles deviennent **fréquentes**, **malodorantes** et de **consistance pâteuse ou liquide** ou lorsqu'elles s'accompagnent d'**un arrêt** ou d'**une chute de la courbe de poids.**

Chez les grands enfants, il est plus facile de conclure à la diarrhée, car chez eux, les selles sont habituellement moulées. Leur fréquence est variable : certains enfants vont normalement deux ou trois fois par jour à la selle sans qu'il n'y ait aucune modification de leur consistance. D'autres, plus rarement, ont des selles un peu molles, mais seulement une fois par jour sans en être incommodés. Il s'agit là d'un état digestif chronique qui ne peut en tout cas pas relever d'une thérapeutique familiale. Il peut y avoir un problème de régime, à diriger en fonction de ce que l'on sait de la physiologie du tube digestif. Il peut s'agir de troubles fonctionnels en rapport avec des causes lointaines, voire psychosomatiques.

Comme dans toute la pathologie infantile, une diarrhée peut traduire une maladie grave : infection intestinale à colibaciles pathogènes, staphylococcies, et même typhiques ou paratyphiques. Les tuberculoses intestinales n'existent heureusement plus, mais il peut se passer tant de choses dans un ventre !

Vous ne devez pas donner vous-même de traitement

— **Si l'enfant vomit** tout ce qu'il absorbe (il y a alors forcément deshydratation, et il faut agir en conséquence);
— **Si l'état général est affecté :** immobilité, teint terreux;
— **Si les selles sont sanglantes,** ou *très abondantes;*
— **Si les coliques sont violentes.**

Vous pouvez essayer de soigner vous-même une diarrhée aiguë

— Quelle que soit la fréquence des selles et leur aspect si l'enfant ne vomit pas et boit facilement de l'eau;
— Si l'état général reste bon : activité normale, jeux et humeur à peu près habituels;
— Si il n'y a pas de sang dans les selles;
— Si les coliques ne sont pas anormalement violentes.

Ce que vous devez savoir observer

Avant de choisir vous-même un remède ou d'appeler votre homéopathe, faites attention aux points suivants :

■ **Les circonstances d'apparition :**
□ *causes alimentaires :* qualité et quantité des aliments récemment absorbés;
□ *après coup de froid*, général ou spécialement du ventre (l'enfant retrouvé découvert une nuit plus fraîche que les autres);
□ *les conditions de ce refroidissement :* bains, pluie, après transpiration, etc...
□ *après une émotion* ou contrariété.

■ **Les selles :**
□ *leur fréquence* dans les 24 heures, *leur volume*;
□ *leur aspect :* les selles sont pâteuses avec morceaux

d'aliments, glaireuses, mousseuses, liquides et jaunâtres, verdâtres, franchement vertes, sanglantes, avec glaires ou filets de sang, changeantes;

☐ *leur odeur* fétide ou aigre;

☐ *ce qui les provoque :* manger... quoi? boire... quoi?

■ **Les douleurs :**

— entre les selles ou seulement juste avant,

— absence de douleurs;

— douleurs persistantes après la selle;

— besoin presque constant.

■ **Les accompagnements :**

— vomissements;

— fièvre; son type, ses caractères propres;

— humeur, comportement;

— sommeil, etc...

Quelques remèdes de diarrhée de l'enfant

Si vous vous jugez capable d'attendre 24 heures sans appeler votre médecin, ou en l'attendant, vous devez de toute façon mettre un nourrisson à la diète hydrique : ne lui présenter que de l'eau, du bouillon de légumes clair, ou des infusions peu sucrées (thé léger, tilleul, camomille) et lui refuser (même s'il les réclame) tout aliment et tout particulièrement le lait et les laitages. Pour un enfant plus grand, vous pouvez donner riz à l'eau, carottes en bouillon puis en purée, bananes et pommes râpées.

Comme remède, il vous faudra choisir entre :

Chamomilla : pour les diarrhées dentaires mais aussi pour celles qui peuvent survenir après un refroidissement. Sera indiqué si l'enfant est particulièrement coléreux, irritable et s'il hurle au moment des coliques. Les selles caractéristiques de ce remède ont une odeur d'œuf pourri.

Ipeca : à donner pour des diarrhées d'été accompagnées de dégoût alimentaire avec nausées. L'enfant ne vomit que si on l'oblige à boire ou à manger. La langue reste propre.

Magnesia carbonica : à donner lorsque les selles sont vertes et glaireuses (comme l'écume d'une mare à grenouilles) ou chez le nourrisson dont les selles sont blanches comme si le lait n'avait pas été digéré. De toute façon, l'acidité des selles est caractéristique.

Mercurius solubilis : à donner lorsque les selles sont glaireuses, mais surtout très irritantes : le pourtour de l'anus et même l'ensemble des fesses sont tout rouges. Leur odeur est mauvaise. Elles prédominent la nuit. L'enfant continue de pousser après avoir fait sa selle.

Podophyllum : à donner lorsqu'il y a diarrhée généralement sans colique, comme les selles après une purge ou un laxatif. La selle se produit plutôt après avoir mangé. Diarrhées dentaires, diarrhées d'été. Tout particulièrement indiqué s'il y a en même temps extériorisation de la muqueuse intestinale (prolapsus). Beaucoup de gaz pendant les selles qui sont expulsées avec violence.

Gambogia : à donner si l'enfant a beaucoup de gaz intestinaux, avec gargouillements importants dans le ventre, des coliques violentes, des expulsions brutales de selles accompagnées de beaucoup de gaz. La colique persiste après la selle.

Rheum : à donner en cas de selles acides (comme celles provoquées par la rhubarbe (voisine de l'oseille), l'anus est comme brûlé. L'enfant accepte mal qu'on le touche et le nettoie, tant il souffre.

Dans les cas où la diarrhée est nettement plus grave

Si vous avez appelé le médecin (ou pris rendez-vous chez lui) et qu'il y a un délai de quelques heures, vous pourrez commencer à agir comme suit :

■ **Faire boire l'enfant** (toutes les minutes s'il le faut) et, en tout cas, après chaque vomissement, donc souvent mais peu à la fois. Donner de l'eau pure ou légèrement salée.

■ **Diluer dans un verre d'eau 3 granules du remède que vous choisirez** et lui en faire boire une cuillerée à café après chaque selle.

> **Aethusia Cynapium :** à donner si l'enfant a très mauvaise mine, avec une coloration bleuâtre autour de la bouche et du nez. S'il vomit tout. Si la diarrhée est verte et très liquide.
>
> **Arsenicum album :** à donner si le tableau est à peu près semblable mais encore plus grave, avec selles constantes, quelquefois sanglantes, soit intenses mais aussitôt suivies de vomissements, agitations, anxiété.
>
> **Veratrum album :** à donner si la diarrhée s'accompagne de sueurs froides. La peau du ventre semble froide. Les selles sont violemment expulsées, en jet. L'enfant est prostré, comme épuisé par sa diarrhée.

Ces remèdes n'empêchent jamais l'**hospitalisation** et le traitement le meilleur reste la perfusion si les vomissements ne cessent pas rapidement.

La constipation

Définition

Chez un nourrisson, la constipation véritable est rare. Bien souvent on croit à de la constipation lorsque les selles ne se produisent pas plusieurs fois par jour comme on le voit le plus souvent. L'enfant nourri au sein a généralement une selle à chaque tétée. Mais ce n'est pas toujours le cas. Il ne s'agit pas de constipation tant que les selles restent liquides ou semi-liquides. Même si elles ne se produisent qu'une fois par jour, ou tous les deux ou trois jours.

La véritable constipation avec **selles rares mais également sèches et dures** ne se voit pratiquement que chez l'enfant de plus de 4 ou 6 mois, lorsqu'il a déjà une alimentation diversifiée. Elle peut avoir une cause accidentelle ou non.

La cause accidentelle la plus fréquente est **la fissure anale**. A l'occasion d'une petite maladie, d'une fièvre par exemple une constipation est apparue par diminution de l'alimentation et déshydratation relative. Une selle sèche et dure, un peu trop volumineuse a pu déchirer légèrement la muqueuse anale en y créant une fissure qui va avoir du mal à se refermer. Très douloureuse elle provoque un spasme de l'anus qui retarde les selles suivantes. Elles restent donc toujours volumineuses et dures. Chaque passage entretient la fissure, et cela peut durer tant que l'on a pas fait le nécessaire.

On peut supposer l'existence d'une fissure par l'observation de deux signes : l'enfant pleure en allant à la selle et l'on observe de petits filets de sang sur la matière fécale.

Une constipation est rarement grave si elle reste isolée. Ne pas confondre, cependant avec une **occlusion intestinale** qui est un arrêt des matières et des gaz intestinaux d'apparition généralement brutale et douloureuse.

Chez un enfant même jeune, il peut s'agir soit d'*une*

hernie étranglée : on trouve généralement assez facilement une boule dure et sensible au toucher au pli de l'aine, rarement à l'ombilic, soit d'*une invagination intestinale* : le ventre est douloureux, ballonné, les coliques sont violentes. On peut voir couler un peu de sang de l'anus, soit d'*un volvulus intestinal* (torsion) avec le même tableau.

Dans tous les cas, la constipation n'est qu'un symptôme récent accompagnant un tableau de souffrances aiguës, avec vomissements précoces, d'abord alimentaires, puis bilieux, puis des matières fécales. L'état général est rapidement inquiétant : l'enfant prend un teint grisâtre, des yeux cernés et un air anxieux.

Il est difficile de confondre cela avec une constipation habituelle ou banale.

Ce qui doit vous inciter à faire appel à votre médecin

— **Des douleurs intestinales violentes** et persistantes. (différentes de simples coliques associées au besoin d'aller à la selle);
— **Des vomissements** avec la même douleur;
— **Une constipation persistant malgré le régime et les soins** après plus de 3 ou 4 jours sans aucune selle ou après plus de 8 jours avec selles obtenues par suppositoires, lavements ou laxatifs doux;
— **La présence de sang** sur les selles, sous forme de filets ou de sang pur.

Ce que vous pouvez essayer de soigner vous-même

Dans les cas de constipation simple, légère et récente. Vous devez commencer par :
— **Adopter un régime approprié**, riche en légumes et en fruits, avec : un supplément de boissons, des jus de pruneaux, d'oranges, etc..., de la compote de rhubarbe;

— **Obliger** l'enfant à se présenter à la **selle à heure régulière**, après un repas ;
— **L'aider** éventuellement par de petits **suppositoires** de glycérine ou une gelée d'huile de paraffine, en évitant que cela devienne une habitude ;
— Mais **éviter** tout autre médicament dit « **laxatif** ».

Quelques remèdes de la fissure anale

Il faut obtenir à tout prix, des selles plus molles et plus faciles avec des moyens simples déjà indiqués ci-dessus.

Localement après chaque selle, introduire dans l'anus un peu de vaseline comportant 1 % de calendula T.M. et donner :

> **Ratanhia** : c'est le remède dont les symptômes sont les plus proches de ceux de la fissure de l'enfant. Le spasme est particulièrement serré. La douleur est très forte.
>
> **Paeonia** : pourrait convenir pour les cas plus anciens, où l'on voit l'ulcération anale s'étendre en dehors de l'anus avec apparition éventuelle de croûtes, démangeaisons. La douleur est atroce.
>
> **Nitric acidum** : pour des cas invétérés et encore plus profonds. La fissure est organisée. Les douleurs rectales persistent longtemps après les selles.
>
> **Chamomilla** : au contraire, conviendrait mieux si la fissure ne fait que commencer et si l'enfant est un grand nerveux, hypersensible, hurlant de douleur au moment des selles.

Quelques remèdes de la constipation dite essentielle

Cette constipation ne peut avoir d'autre cause apparente qu'une mauvaise habitude.

Bryonia : au cas où les selles sont sèches, trop volumineuses, comme brûlées, sans besoin. Si toutes les muqueuses, la langue, la bouche sont sèches. L'enfant veut boire de grandes quantités de liquide à la fois, il est de mauvaise humeur depuis qu'il est constipé.

Lycopodium : au cas où il y a des gaz intestinaux importants : le ventre est constamment ballonné, mais plus encore après le repas, le foie est gros et douloureux.

Mercurius sol : au cas où les signes d'insuffisance hépatiques dominent encore plus, avec teinte jaunâtre du blanc des yeux, selles décolorées et sèches (comme des crottes de chien), fétides, sueurs nocturnes.

Nux Vomica : au cas où l'enfant éprouve des besoins inefficaces : il demande à aller à la selle, mais n'y arrive pas et retourne jouer. Il a mal au ventre sans pouvoir rien faire. Il est de mauvaise humeur et a un sommeil agité.

Opium : au cas où l'enfant n'a jamais envie de pousser. Le rectum est comme endormi. L'enfant lui-même est trop calme. S'il dort il fait souvent des cauchemars. Le remède est spécialement indiqué si la constipation est apparue après une opération sous anesthésie générale, ou si l'enfant refuse d'aller à la selle parce qu'il a peur d'aller au w.c.

Plumbum : au cas où les selles sont comme des crottes de mouton, avec crises de coliques violentes, le ventre n'est jamais ballonné mais plutôt creux.

Podophyllum : que nous avons déjà vu pour la diarrhée est indiqué précisément lorsqu'il y a alternance de constipation et de diarrhée. Et aussi, si la constipation est accompagnée de prolapsus rectal : la muqueuse rectale sort de l'anus à l'occasion de l'effort pour aller à la selle.

Sulfur : est le remède de fond de beaucoup de constipés chroniques et pour l'enfant il sera particulièrement nécessaire de le donner en très haute dilution, une seule fois, si les remèdes indiqués par ailleurs n'agissent pas bien et si la constipation est un état familial ; la mère ou le père sont eux-mêmes des constipés chroniques.

Ce remède n'est pas le seul et la prescription devient alors le résultat d'une étude générale du cas à confier à un homéopathe confirmé.

Les parasites intestinaux

Définition

Comme la majorité des êtres vivants l'enfant peut être infesté par des parasites.

Si ces parasites infestent l'intestin, il y a «**verminose**» et on dit couramment que «certains enfants ont des vers» Malheureusement la symptomatologie propre occasionnée par ces parasites est très imprécise. Certains enfants ne semblent en être aucunement indisposés. D'autres présentent des troubles plus ou moins importants provoqués réellement par ces hôtes indésirables. Dans de nombreux cas, l'entourage parle de «crises de vers» même s'il est impossible de mettre en évidence la présence de tout parasite. Le tableau suivant, assez fréquent, est symptomatique de la présence de vers. Il s'agit d'enfants qui sont périodiquement atteints de **malaises**, le plus souvent **au moment des nouvelles ou des pleines lunes**. Ils consistent en nervosité exagérée avec troubles du caractère et surtout du sommeil : irritabilité exagérée, colères disproportionnées avec leurs causes, sommeil agité, réveils fréquents avec ou sans cauchemars, grincements de dents en dormant, yeux à demi-ouverts. Objectivement il existe un ensemble symptomatique allant d'une pâleur particulière avec cernes bleuâtres autour des yeux et autour de la bouche, d'une haleine d'odeur à la fois acide et fade, comparée quelquefois à celle de l'acétone, aux crises abdominales douloureuses situées généralement autour de l'ombilic et aux démangeaisons anales.

Ce tableau clinique est habituellement attribué, par la rumeur publique (plus souvent d'ailleurs par les vieilles personnes que par les jeunes ménages) aux **oxyures** ou aux vers ronds que sont les **ascaris**. Il est des cas dans lesquels la présence de ces parasites est effectivement constatée, pendant ces crises ou après administration d'un vermifuge. Mais il existe aussi de nombreux cas dans lesquels une observation consciencieuse et même les analyses de laboratoires, ne montrent aucun parasite ni aucune production d'œufs de ces parasites.

Le syndrome clinique reste cependant réel. Même s'il est provoqué en réalité par tout autre chose, même s'il s'agit d'une certaine intolérance alimentaire, même s'il ne s'agit que d'un trouble métabolique plus complexe et encore inexplicable, on peut envisager pour lui un traitement homéopathique destiné à remplacer l'usage systématique des vermifuges qui était presque traditionnel dans certaines campagnes.

Cina : son effet expérimental est tout à fait superposable au syndrome que je viens de décrire sous le nom de «crise de vers»

Sabadilla : sera peut-être plus indiqué dans les cas où les démangeaisons anales sont particulièrement dominantes; elles sont responsables quelquefois de démangeaisons vulvaires et vaginales chez les petites filles.

Spigelia : conviendra aux cas où ce sont les douleurs abdominales qui dominent le tableau; avec crampes de la région péri-ombilicale, irradiées au thorax.

Sulfur : sera le remède des enfants spécialement malpropres qui mettent tout à la bouche, refusent d'être baignés ou simplement lavés, ou qui vivent dans des conditions d'hygiène particulièrement déplorables.

Les parasitoses intestinales caractérisées, avec présence objective de **taenias**, d'**ascaris** ou d'**oxyures** qui ne donneraient aucun symptôme d'intolérance sont justifiables de médicaments spécifiques de chacun en allopathie.

Un traitement homéopathique général, dit «de terrain» a souvent provoqué l'élimination de parasites ignorés des familles. Ce qui veut dire qu'il est possible d'envisager une thérapeutique individualisée de tout enfant porteur de parasites intestinaux. Mais ceci ne peut en aucun cas être pratiqué par les familles. Il y faudra l'intervention d'un praticien confirmé qui devra tenir compte de l'ensemble symptomatique du petit patient.

Les troubles génito-urinaires

Les envies fréquentes d'uriner

Je n'ai pas intitulé ce chapitre du nom de cystites, car les deux choses ne correspondent pas toujours.

Il existe des cas assez nombreux dans lesquels un enfant manifeste cette tendance à uriner fréquemment : dans ses couches, dans ses culottes ou en le demandant sans avoir la moindre infection urinaire.

C'est là un **trouble fonctionnel**, souvent d'origine psychique, sans support infectieux. Dans ces cas, on parle de **dysurie fonctionnelle**.

Lorsqu'il y a **infection urinaire** : il y a **cystite**... ou néphrite + cystite, si l'infection concerne l'ensemble des voies urinaires.

Il est indispensable, dans tous les cas, de faire faire un examen de laboratoire (Cyto-Bactériologique Urinaire, dit C.B.U.) pour éclairer le diagnostic.

Vous devez faire appel d'urgence au médecin

— **Si la fièvre est** très élevée, les **urines rares** et très **vilaines**,
— **Si vous voyez du sang dans les urines**, quel que soit l'état général de l'enfant ;
— Si le laboratoire donne **un résultat positif à la C.B.U.,** (Cyto-Bactériologie-Urinaire) ;
— Si la **quantité d'urine** est **notablement diminuée.**

Vous pourrez essayer de traiter un trouble urinaire

— Si les **urines** sont tout à fait **claires**, ou seulement légèrement troubles ;
— Si elles sont en **quantité suffisante** ;
— Si la **C.B.U. est normale.**

Ce que vous devez observer

Pour bien choisir votre remède ou pour informer votre homéopathe si vous faites appel à lui, faites attention aux points suivants :

■ **Les conditions d'apparition du trouble urinaire** :
□ *après un coup de froid* : décrivez les circonstances de temps, d'humidité, de saison ;
□ *après une fièvre* ou une *diarrhée* ;
□ *par contagion familiale* (la mère a aussi une cystite) ; suite à un événement récent : mise en nourrice, souffrance morale, jalousie, etc...

■ **L'aspect des urines** :
□ *normales ou anormales* : leur couleur, leur abondance, leur fréquence, leur odeur.

■ **Les circonstances d'aggravation** :
□ selon les moments dans les 24 heures ;
□ selon la boisson ;
□ selon les aliments.

■ **Les accompagnements** :
□ *fièvre* : son type, ses caractères propres ;
□ *douleurs* : avant, pendant, après avoir uriné ;
□ *manifestations douloureuses* : pleurs ou cris ;
□ désirs et aversions alimentaires ;
□ humeur et comportement ;
□ sommeil.

Quelques remèdes pour «urines fréquentes»

Si vous avez décidé que vous pouvez intervenir par vous-même, ou en attendant le médecin, il vous faudra choisir entre :

Aconitum : si le début des troubles a été brutal, dramatique, accompagné d'anxiété et d'agitation, soit à la suite d'un coup de froid très précis, ou d'une frayeur. Ce sera le remède des premières heures. Il peut permettre d'attendre.

Belladonna : si la fièvre apparaît, avec ses caractères propres, mais aussi avec des douleurs urinaires violentes et une hypersensibilité du bas-ventre, que l'on peut à peine toucher.

Apis Mellifica : dans les cas où l'on a toute raison de penser que la cystite n'est que la traduction d'une infection plus grave. Les urines sont déjà peu abondantes et très colorées. Les paupières sont rapidement enflées. (Il ne faudra pas soigner ces cas sans avis médical et surveillance étroite, plus de quelques heures).

Equisetum : s'il y a de fréquents besoins d'uriner, mais avec des urines tout à fait limpides; il peut y avoir une sorte de douleur mais plutôt quand la vessie semble pleine. Assez caractéristique des troubles fonctionnels dans lesquels la sécrétion des urines semble nettement augmentée.

Cantharis : remède traditionnel des cystites aiguës. Un peu trop systématiquement donné. Il n'est indiqué que si les manifestations douloureuses sont importantes et typiques : brûlures vesicales permanentes, besoins presque constants et évacuation d'urines douloureuses comme si l'on urinait de l'eau bouillante. La douleur persiste ensuite.

Lycopodium : si l'enfant a des besoins fréquents et crie en urinant.On trouve dans ses couches ou dans le pot un dépôt rougeâtre, sableux.

Sarsaparilla : s'il a ces mêmes douleurs en urinant, et si elles le font également crier. Mais l'infection semble plus sévère qu'avec lycopodium. Les urines sont plus chargées, plus sombres et quelquefois sanglantes. Le dépôt dans les couches est sableux, mais de couleur grise.

Pulsatilla : sera indiqué dans les troubles d'origine plutôt psychologiques, chez un enfant hypersensible, pleurant pour un rien, hyper-affectueux.

Terebinthina : est, à l'inverse de Pulsatilla, indiqué pour des infections déjà sévères. Les urines prennent rapidement une couleur foncée et même noirâtre. Brûlure en urinant. L'enfant se plaint de douleurs lombaires. Il ne peut s'agir que d'un remède d'attente.

L'arrêt des urines

C'est un cas **toujours inquiétant** pour lequel il faut absolument faire appel à un médecin.

Il est normal qu'un enfant urine en moins grande quantité s'il boit moins, s'il vomit, s'il a de la diarrhée ou s'il transpire beaucoup, mais il doit toujours exister une évacuation d'un quart à demi-litre d'urines par jour. Ces urines ne seront pas inquiétantes dans la mesure où elles resteront limpides et de couleur jaune clair.

Si la quantité d'urine devient moindre ou nulle, il y a grande urgence à intervenir, même si l'enfant n'est pas fébrile et conserve encore un assez bon état général.

En aucun cas, vous ne devez faire autre chose que de modifier une des causes évidentes que je vous ai signalée (manque de boisson, diarrhée, vomissement, excès de chaleur) si elle existe.

L'incontinence des urines

Un enfant qui perd constamment ses urines, jour et nuit, passé l'âge de trois ans a probablement une anomalie urinaire qu'il faudra préciser par des examens spécialisés.

Le «pipi au lit», passé cet âge soulève un problème difficile à résoudre, même pour un médecin. Il est rare qu'il existe une anomalie des voies urinaires. Le plus souvent on retrouve dans la famille des cas semblables et l'on essaie d'expliquer ce trouble très gênant par un ensemble de **causes mêlées :**

— un sommeil trop profond;
— une sécrétion urinaire nocturne anormalement importante;
— un problème psychologique inconscient.

Dans un très grand nombre de cas, l'enfant, déjà grand, et qui devrait être propre la nuit comme le jour, se comporte comme un bébé, malgré sa propre volonté. Tout se passe comme s'il désirait profondément rester le tout petit enfant qui urinait dans ses couches. Le traitement n'est donc pas simple et il n'existe aucune recette satisfaisante pour tous les cas.

Les remèdes homéopathiques possibles sont très nombreux mais ils doivent être indiqués par un ensemble de symptômes. Seul un praticien expérimenté aura quelque chance de trouver le bon, mais encore en y associant presque toujours une psychothérapie ou tout au moins des conseils pratiques à la famille.

La balanite

Elle consiste en une rapide enflure de l'extrémité de la **verge**, qui devient **volumineuse, rouge** et **douloureuse**. Il s'agit le plus souvent d'une infection des sécrétions sébacées qui existent normalement entre le gland et la peau qui le recouvre. C'est là une manifestation impressionnante mais jamais grave. Le pus qui se forme ainsi a tendance à s'évacuer spontanément par l'orifice laissé par le prépuce pour uriner.

Toujours est-il que pendant 36 ou 48 heures l'enfant souffre pour uriner, et même au moindre contact des vêtements ou des couches. Il est impossible à ce moment d'essayer de découvrir le gland pour en faire le nettoyage. Cependant il est bien peu de cas dans lesquels une intervention chirurgicale soit à envisager en urgence.

Ne pas confondre avec le **paraphimosis** : dans ce cas, il y a enflure du gland et douleur encore bien pire que dans les balanites. Le paraphimosis correspond en réalité à un étranglement par un prépuce serré que l'enfant est arrivé à retirer en arrière du gland. Il a pu découvrir cette partie de sa verge en forçant quelque peu sur un orifice préputial trop étroit, ce qui provoque une congestion et un œdème du gland. Il n'est plus possible de ramener le prépuce à sa place.

Au cas où cela serait encore possible, ce ne peut être fait que par un **médecin expérimenté**, en clinique, car il est quelquefois nécessaire d'endormir l'enfant. Si la réduction manuelle n'est pas possible il faut inciser le prépuce pour dégager le gland.

Si donc vous voyez un **gland violacé, douloureux, entouré d'une sorte d'anneau de peau elle-même enflée**, appelez d'urgence votre médecin et ne donnez aucun traitement.

S'il s'agit d'une inflammation simple dite «Balanite» vous pourrez essayer d'agir localement en essayant de faire pénétrer par l'extrémité du prépuce une **solution tiède de Dakin** au moyen d'une petite seringue sans aiguille. On peut aussi essayer des enveloppements humides et chauds.

Vous pouvez enfin donner un remède en fonction des symptômes.

Ce que vous devez observer

Pour choisir votre remède ou pour informer votre homéopathe, faites attention aux points suivants :

■ **L'aspect de la verge :** sa couleur, son enflure : généralisée ou localisée ;

■ **La douleur :** comment elle se manifeste : au contact ou même sans contact, ce qui la soulage ou l'aggrave ;

■ **Les accompagnements :** érection, possibilité d'uriner ou non, fièvre, comportement, sommeil.

Quelques remèdes de balanite simple

Apis Mellifica : si l'œdème est très important, l'extrémité du prépuce enflée comme si elle était pleine d'eau.

Cinnabaris : pour une enflure moyenne. Mais avec des douleurs plus vives, surtout nocturnes, avec agitation et transpiration profuse.

Hepar sulfur : pour les formes les plus douloureuses dans lesquelles le moindre contact est insupportable.

Jacaranda caroba : est le remède indiqué dans le cas où rien ne permet de préférer les autres. Ses indications sont moins précises sauf peut être une certaine tendance aux érections.

Rhus venenata : si ce sont les brûlures ou les ulcérations qui sont les plus importantes.

L'hydrocèle

Il s'agit d'un **excès de liquide à l'intérieur des bourses**, autour du testicule, généralement d'un seul côté, quelquefois les deux.

L'ensemble des bourses est volumineux, mais la peau garde un aspect normal. On croirait, dans certains cas, que c'est le testicule lui-même qui est énorme, tant la peau est tendue et l'ensemble presque dur. En réalité il s'agit bien souvent de liquide que l'on peut mettre en évidence en faisant l'obscurité dans la chambre du bébé, et en collant contre la bourse, en arrière, l'ampoule d'une petite lampe électrique de poche. S'il s'agit de liquide on voit que toute la bourse s'illumine ne laissant qu'une petite ombre au centre ou sur le côté. C'est l'ombre du testicule.

Si par hasard, cette épreuve montrait une bourse entièrement opaque, si elle restait sombre et que la lumière ne la traverse pas, il faudrait d'urgence consulter un médecin, car, alors il y aurait probablement quelque chose d'anormal dans le testicule lui-même.

Lorsqu'on est sûr qu'il s'agit bien de liquide, il n'y a pas de traitement à appliquer. Cette hydrocèle du nourrisson est toujours passagère. Dans quelques cas, rares, elle peut être plus durable, mais alors elle correspond à un kyste du cordon, ou à une hernie communicant avec la cavité péritonéale. Les indications chirurgicales éventuelles ne sont jamais urgentes et seront posées par votre médecin en temps voulu.

Quelques remèdes de l'hydrocèle

Rhododendron : voilà un remède classiquement utilisé pour ces hydrocèles congénitales. Sans autre caractéristique bien précise, il faudra peut-être lui préférer :

Pulsatilla : à donner si l'enfant est un sensible, incommodé par la chaleur, détestant le lait, buvant peu.

Silicea : à donner à un enfant maigre, fragile, nerveux, timide, frileux, transpirant beaucoup des pieds.

Aurum : à donner à un enfant taciturne, plutôt gros, violent, présentant éventuellement d'autres anomalies génétiques.

Calcarea : pour le gros bébé, mou, tranquille, mais peureux.

L'inflammation aiguë du testicule

■ **L'orchite** est exceptionnelle chez le jeune enfant, avant la puberté, même à l'occasion des oreillons. Elle est en tout cas facilement reconnaissable par les points suivants :
□ enflure dure et douloureuse des bourses,
□ souvent accompagnée de rougeur, quelquefois de fièvre.
□ opacité complète à la lumière d'une lampe de poche.

■ Un tableau un peu semblable peut exister à la suite d'un accident s'il y a eu **traumatisme des parties génitales**, mais généralement avec ecchymoses nettement visibles.

■ Une douleur suraiguë sans augmentation nette de volume peut être due à une **torsion du testicule.**

Dans tous ces cas, il y a grand danger pour la fonction testiculaire et il est urgent de faire appel à un médecin.

La hernie inguinale

■ **Simple :** elle correspond à une imperfection de la fermeture du canal inguinal après la naissance : une portion d'intestin glisse ainsi dans les bourses et en augmente le volume. On peut la reconnaître au fait que :
— il est possible de faire rentrer dans la cavité abdominale l'intestin qui s'y trouve en exerçant une pression sur les bourses,
— l'on perçoit généralement une sorte de gargouillement interne au moment de cette manœuvre,
— il n'existe pas de douleur notable ni en temps normal, ni au moment de cette action de «réduction» de la hernie.

■ **Etranglée :** la hernie, habituellement bien supportée, devient brusquement douloureuse, dure, impossible à réduire. En plus apparaissent rapidement des douleurs abdominales générales, par coliques violentes, souvent accompagnées de vomissements : il y a occlusion intestinale. **Il est urgent d'appeler votre médecin.**

Ce que vous devez donc soigneusement observer

■ **L'aspect local des bourses :** couleur, consistance.

■ **La sensation tactile** que donne l'enflure : comme du liquide, comme quelque chose de dur, comme quelque chose qui est un mélange de liquide et d'air.

■ **La douleur :** le testicule est-il douloureux ou non? La douleur est-elle constante, provoquée par la pression ou survient-elle par crises?

■ **Les autres symptômes :** fièvre, vomissements.

■ **Ce qui s'est passé les jours précédents :**
— *une fièvre* actuellement terminée, mais avec enflure du visage (oreillons)
— *un traumatisme*, un exercice violent.

Quelques remèdes de la hernie non étranglée

Avant une éventuelle opération donnez :

Aurum : en cas d'hernie droite, chez l'enfant de type décrit plus haut.

Lycopodium : en cas d'hernie droite, pour un enfant généralement hépatique ou de famille hépatique, timide, difficile, insupportable l'après-midi, après l'école, ou si c'est un bébé, le soir après cinq heures.

Nux Vomica : en cas d'hernie gauche à un enfant nerveux, sujet aux troubles digestifs, vomisseur, constipé avec de faux besoins.

Les pertes vaginales de la petite fille

Elles correspondent à une **vulvo-vaginite** et elles sont assez fréquentes. Elles sont infectieuses et quelquefois transmises par les serviettes utilisées par une maman qui en est atteinte elle-même. Elles peuvent survenir en dehors de toute cause connue. Elles sont souvent rebelles et ont tendance à réapparaître périodiquement.

Elles demandent donc souvent un traitement en profondeur qui est du domaine médical.

Vous devez consulter un médecin pratiquement dans tous les cas, car il s'agit d'une maladie à tendance chronique.

Il y a **urgence**, si les pertes sont très abondantes, fétides et irritantes pour la vulve.

Vous pouvez essayer de les soigner vous-même

En attendant le rendez-vous chez le médecin, ou si les pertes sont de peu d'importance et toutes récentes : vous avez trouvé quelques traces jaunâtres dans la culotte de votre petite fille, le soir ; celle-ci se plaint de légères brûlures en urinant et souvent de démangeaisons.

Ce que vous devez observer

Avant de choisir votre remède, ou d'appeller votre homéopathe, faites attention aux points suivants :

■ **La nature des pertes :**
— leur couleur lorsqu'on les voit entre les lèvres ;
— la couleur de la culotte le soir ;
— leur odeur ;
— leur abondance ; à quel moment du jour ou de la nuit surviennent-elles ?

■ **Aspect des lèvres et de la vulve :**
— normal ou irrité ?
— jusqu'où, alentour ?
— aspect de la peau : rouge, rouge et suintant ou rouge et sanglant.

■ **Ce dont se plaint la petite fille :**
— de rien ;
— de démangeaisons ;
— de brûlures constantes ou en urinant seulement ;
— de douleurs imprécises.

■ **Examen des plis de l'aine :**
— négatif,
— ganglions indolores, ou douloureux.

Quelques remèdes des leucorrhées des petites filles

Le traitement d'attente consistera donc à assurer **une hygiène particulière** de la région : toilette minutieuse matin et soir au moins, avec savon légèrement antiseptique,
— ne jamais faire d'injection vaginale,
— ne pas utiliser d'ovules ou de soins internes, sans prescription médicale.

Cubeba : est un remède standard présentant peu d'autres caractéristiques que cette infection locale.

Pulsatilla : conviendra mieux pour les infections avec écoulement laiteux ou peu épais, chez des petites filles trop tendres, larmoyantes, hyper-sensibles.

Kreosotum : pour les écoulements purulents, corrosifs, avec inflammation des grandes lèvres jusqu'à l'anus, accompagnés de démangeaisons, de brûlures, de lésions superficielles.

Sepia : s'il y a suppuration verdâtre, abondante, nauséabonde, chez une petite fille introvertie, repliée sur elle-même. Caractère opposé à celui de Pulsatilla.

Les maladies de la peau

Elles sont trop nombreuses pour être toutes envisagées ici.

Pour un grand nombre, le **diagnostic est difficile et imprécis**. Votre médecin ou un dermatologue seront seuls capables, peut-être, de les nommer, sinon de les traiter. Nous n'envisagerons ici que quelques cas faciles à reconnaître et à traiter.

Il ne s'agira ici que d'**affections aiguës, accidentelles...** ou presque. Nous n'abordons la question des allergies que pour permettre d'en traiter, éventuellement, les crises.

En réalité, les maladies de peau les plus importantes et les plus difficiles à supporter sont des maladies générales dont le traitement est très compliqué : ce sont avant tout l'**eczéma** et le **psoriasis.**

Les terrains allergique, eczémateux et psorique nécessiteront toujours l'intervention personnelle de votre homéopathe. Il aura, plus qu'un allopathe, quelques chances de les améliorer sinon de les guérir.

Maladies de peau chez le nourrisson

L'érythème fessier ou « fesses rouges »

Si les rougeurs apparaissent à l'occasion d'une **diarrhée** ou d'une **maladie aiguë passagère**, le traitement sera celui de cette maladie, et il suffira de protéger la peau avec une pâte épaisse, qui isolera momentanément la peau du contact des selles et des urines.

Si la rougeur survient **sans raison apparente**, il peut s'agir d'une **dermite**, c'est-à-dire d'une infection de la peau par un microbe contenu dans les selles : son aspect est souvent boutonneux, surtout à la périphérie de la zone irritée. Plus au centre de cette zone, la peau peut être épaissie, comme enflée, tout particulièrement au niveau des bourses et de la verge ; quelquefois elle est comme ulcérée, elle laisse suinter un liquide clair, le contact est alors très douloureux.

Il peut s'agir, encore, d'une **irritation par des urines** devenues très ammoniacales (elles piquent les yeux, le matin, lorsqu'on déshabille le bébé). Cela se produit quelquefois à l'occasion des poussées dentaires. Les lésions sont alors plus semblables à des brûlures, généralement très limitées à la zone de contact avec les urines.

■ Ce qui doit vous rendre prudent

Méfiez-vous surtout de l'apparition quotidienne de nouvelles lésions avec une extension rapide de la zone irritée en dehors du siège.

Méfiez-vous si des boutons ou des bulles apparaissent sur le ventre, dans le dos et sur les cuisses, il s'agit d'une maladie plus sérieuse.

■ Quelques remèdes de lésions stables et banales

Localement il est toujours possible et même souhaitable d'appliquer quelque pommade au Calendula (homéopathique), ou une pommade vitaminée pour isoler la peau des contacts et de l'humidité.

On peut y associer :

> **Cantharis :** à donner si le bébé pleure dès qu'il est mouillé, s'il réclame d'être souvent changé : les fesses sont rouges comme brûlées.
>
> **Borax :** à donner si les urines sont alcalines et les lésions cutanées accompagnées d'enflures, d'épaississement douloureux de la peau.
>
> **Mezereum :** pour les lésions particulièrement suin-

tantes et boutonneuses, avec tendance à l'ulcération.

Mercurius : à donner si le précédent n'a pas suffi à guérir le cas. Les selles sont très malodorantes.

Kreosotum : à donner si les lésions cutanées sont encore plus profondes : on observe des filets de sang sur les couches ou l'on remarque des saignements à l'occasion des soins. Les selles sont très putrides.

Benzoic Acidum : pour des lésions semblables, mais en rapport avec des urines très fortes, très concentrées, dont l'odeur rappelle celle de l'urine de cheval.

L'éruption bulleuse

Si des boutons apparaissent et se transforment rapidement en **bulles de liquide** d'abord toutes petites, mais grossissant de jour en jour, assez semblables à celles que provoquent les brûlures, il y a **danger d'extension rapide.**

On s'aperçoit en effet, que très rapidement, le contenu des bulles devient opaque, puis purulent : il y a **infection à staphylocoque.**

Il faut donc toujours faire appel à votre pédiatre. En attendant, il faut écraser ces bulles, les ouvrir par pression, les frotter avec de l'**éosine à 2 %** et donner :

Ranonculus bulbosus : si la douleur est minime.

Cantharis : si elle est plus marquée (ou en cas d'échec du premier).

Arsenicum album : si les traitements locaux et généraux sont inefficaces du fait du mauvais état général de l'enfant.

La furonculose ou staphylococcie cutanée

C'est l'apparition progressive, sur tout le corps, de lésions infectées à type de **boutons purulents**, plus ou moins rapprochés. On dit aussi qu'il y a **pyodermite**.

C'est là une maladie très voisine de la précédente, due également au staphylocoque doré. Seule la réaction de la peau est un peu différente, un peu plus profonde que dans les bulles et elle survient chez les bébés souvent un peu plus âgés : trois ou quatre mois ou plus.

Le danger est le même. Il faut donc consulter votre médecin.

■ En attendant le médecin

Vous devez **désinfecter** au moyen de bains et savonnages antiseptiques (Mercryl, Septivon) ou applications d'éosine. Vous pouvez aussi donner :

Arnica : s'il s'agit de petits furoncles ayant tendance à saigner plus qu'à suppurer. Très douloureux au toucher.

Bellis perennis : si les boutons sont particulièrement nombreux et douloureux au contact, mais moins noirs que ceux d'arnica.

Hepar sulfur : si l'enfant est un hypersensible presque impossible à toucher et à soigner.

La dermite extensive du nourrisson : Leiner-Moussous

C'est là une affection du tout jeune bébé qui évolue à partir d'une banale rougeur du siège. Rapidement **les rougeurs se propagent** sur le ventre, dans le dos, remontent aux aisselles et sur tout le thorax, puis les plis du cou sont atteints et enfin le visage et le cuir chevelu. De leur côté, les membres se couvrent de rougeurs. Les lésions sont plutôt sèches, mais la peau, toute rouge, semble infiltrée, elle se ride et se couvre de petites peaux de desquamations. En quelques jours le bébé est entièrement rouge, recouvert d'une sorte d'eczéma généralisé.

Cette affection est redoutable, car le bébé peut avoir de la fièvre et présenter des **symptômes généraux inquiétants**.

Il faut absolument faire appel au pédiatre qui vous prescrira des médicaments locaux et peut-être généraux.

■ En attendant le médecin

Vous pouvez donner les bains que l'on donnerait pour une pyodermite et comme remède homéopathique :

> **Rhux tox** : si l'enfant est agité, s'il ne peut tenir en place, et chercher à se gratter. Si l'aspect est surtout boutonneux.
>
> **Euphorbium** : pour les formes œdémateuses : la peau semble épaissie, infiltrée avec rougeur intense, desquamation.
>
> **Graphites** : si les lésions sont tout particulièrement marquées dans les plis, avec suintement se transformant en croûtes.

Les maladies de peau du grand enfant

Les réactions allergiques

■ L'urticaire dit aussi prurigo

Ce qui caractérise cette maladie, c'est la **démangeaison** sur des lésions apparues rapidement, sous forme de **boutons isolés** ou de **plaques enflées**. Ces lésions peuvent persister (surtout si elles sont grattées) où se déplacer d'un moment à l'autre.

Il s'agit d'une **réaction allergique** : soit au contact d'un animal ou d'une plante, soit après absorption d'un aliment auquel l'enfant est sensible : charcuterie, pâtisserie, chocolat ou autre (légume viande ou fruit).

On peut confondre un urticaire avec des piqûres d'insectes, avec la varicelle et certains autres maladies éruptives bénignes.

Le risque d'erreur n'est pas très grave. Il suffit de savoir que les boutons d'urticaire ne s'accompagnent que très rarement de fièvre, ne se situent jamais dans le cuir chevelu, ne s'accompagnent pas de ganglions et de vérifier qu'il n'existe pas de parasites (moustiques, puces, etc...).

Il est donc le plus souvent possible d'essayer un traitement personnel, après avoir corrigé le régime, s'il y a une cause alimentaire, et supprimé la cause allergisante, si elle est extérieure et connue.

> **Urtica Urens** : pour les formes dont la démangeaison est la plus intense. Les boutons sont surélevés, disséminés sur le corps.
>
> **Rhus Tox** : à donner si les boutons présentent une petite bulle liquide à leur sommet, vite écorchée par le grattage.
>
> **Chloralum** : à donner si les troubles s'accompagnent d'insomnies, de cauchemars.

■ L'urticaire en plaques

A un degré plus important que le précédent, la réaction allergique peut se présenter sous forme de **plaques surélevées** et de formes diverses, en tout cas accompagnées de **violentes démangeaisons**. Elle peuvent exister à n'importe quel endroit du corps, apparaître à un endroit pour disparaître à un autre dans le courant d'une même journée.

> **Apis mellifica** : est le meilleur remède et il est généralement très efficace. Les plaques sont nettement enflées, saillantes.

Urtica Urens : peut également convenir si la démangeaison est accompagnées de brûlure (celle que l'on ressent lorsqu'on est piqué par des orties).

■ L'œdème de Quincke

C'est l'expression la plus dramatique de la même cause. L'œdème prend des **dimensions impressionnantes** et sur des surfaces considérables. Il peut atteindre les muqueuses et devenir **très dangereux s'il gagne la langue, la bouche et le pharynx**.

Il y a urgence dans tous les cas : il faut appeler votre médecin qui agira en fonction de ses connaissances et de ses possibilités immédiates.

En l'attendant : le seul remède à donner toutes les cinq minutes, est **Apis mellifica**.

Les épidermites microbiennes

■ L'impétigo

On dit *épidermite*, lorsque l'infection de la peau reste superficielle, n'atteignant pratiquement que l'épiderme, c'est-à-dire la couche de peau qui est la plus proche de la surface.

Cette infection suffit à provoquer une **érosion** d'abord rouge mais qui s'ouvre rapidement pour faire place à des **croûtes** plus ou moins épaisses, sous lesquelles se forme du pus.

En appuyant sur ces croûtes, généralement entourées d'une zone rouge et douloureuse, on fait apparaître une petite goutte de pus jaunâtre. Si on enlève la croûte à sec ou après pansement humide, on se trouve devant une zone de peau mise à vif, très sensible au contact, sur laquelle va se reformer une nouvelle croûte si on n'agit pas efficacement.

Ces lésions ont souvent tendance, soit à se disséminer de proche en proche, soit à s'étendre sous forme d'un petit bourrelet dans lequel il semble exister un liquide. Le lendemain la croûte est un peu plus large que la veille.

Ces lésions peuvent naître spontanément, mais souvent par **contagion** entre enfants d'une même école ou d'une même colonie de vacances. Elles apparaissent quelquefois à l'occasion d'une blessure infectée ou d'un bouton gratté et surinfecté par des ongles sales.

Si ces lésions siègent dans les plis (aisselles, plis du cou, derrière les oreilles, etc...) on dit qu'il s'agit d'intertrigo.

■ L'intertrigo

L'intertrigo n'est dangereux que dans les rares cas où les lésions se propagent à une allure anormalement rapide et sur des surfaces très étendues : un traitement par antibiotiques peut quelquefois être nécessaire.

Dans le plus grand nombre de cas : les soins locaux peuvent suffire : nettoyage de toutes les plaies, une à deux fois par jour, avec un décapage des croûtes au moyen d'un savon liquide type «Mercryl» suivi d'une application de pommade antiseptique (Terramycine, Néomycine, ou autre), à maintenir si possible sous pansement.

Dans les cas où il n'est pas possible d'appliquer un pansement sur toutes les lésions (au visage en particulier) une pommade empêchera la reconstitution rapide des croûtes. Il suffira dans ces cas de faire les nettoyages deux fois par jour. S'il y a pansement étanche : un seul suffira chaque jour.

■ Quelques remèdes d'impétigo et d'intertrigo

Antimonium crudum : est particulièrement indiqué pour les impétigo du visage : autour du nez ou de la bouche.

Dulcamara : conviendra si les démangeaisons sont importantes et les réaction ganglionnaires particulièrement marquées.

Juglans Cinerea : pour les localisations sur les fesses et les membres inférieurs ainsi qu'aux mains.

Juglans regia : pour les localisations sur le cuir chevelu.

Kalium bichromicum : est indiqué pour les formes les plus ulcéreuses, celles où l'on découvre sous la croûte une cavité particulièrement profonde et infectée.

Hepar Sulfur : est le remède de fond pour ceux qui sont tout particulièrement sujets à ce genre de lésions; ceux dont chaque blessure s'infecte.

Graphites : est plus particulièrement le remède des intertrigo, c'est-à-dire des infections localisées aux plis naturels : pli du cou, aisselles, pli de l'aine, pli des genoux, pli des oreilles, etc...

Le panaris

On englobe sous ce terme les **infections purulentes situées au niveau des doigts**.

Cela va de la simple «tourniole», assez superficielle, qui consiste en l'apparition de pus sur un côté de l'ongle, (l'infection se propage peu à peu tout autour de la base de cet ongle), jusqu'à la suppuration profonde de l'extrémité du doigt, atteignant l'os, ou les tendons fléchisseurs.

Les lésions sont faciles à reconnaître et à observer. Chaque cas est douloureux mais avec une intensité variable.

Pour les formes d'emblée profondes ou qui le deviennent au cours des jours, malgré un traitement approprié il faut consulter le médecin

Faites attention si l'œdème et la douleur augmentent, si la main est gagnée par le mal, si des ganglions apparaissent à l'aisselle et s'il y a de la fièvre.

Dans ces cas, il est presque toujours nécessaire d'effectuer une petite opération destinée à évacuer le pus, et peut-être de mettre en jeu un traitement anti-infectieux important.

Le risque d'aggravation est l'apparition d'une infection remontant dans les tendons des doigts ou atteignant l'os, en profondeur.

■ **Dans la majorité des cas on peut cependant soigner les panaris après avoir observé** :
— l'aspect des lésions,
— l'état du reste de la main,
— l'aisselle,
— la température.

■ **Avant de choisir un remède** demandez à l'enfant de décrire les types de douleurs, notez à quel moment elles s'aggravent et ce qui les soulage, essayez de connaître la cause de la lésion.

■ **Quelques remèdes de panaris** :

Ledum palustre : si la cause du panaris est une piqûre par écharde, par aiguille, ou une blessure du bout du doigt.

Natrum muriaticum : si l'infection est provoquée par l'arrachement et l'infection secondaire des petites peaux qui se détachent quelquefois à la base des ongles. Egalement pour ceux qui se rongent les ongles (après la période aiguë).

Mercurius solubilis : pour la tourniole superficielle, mais progressive tout autour de l'ongle, s'il y a aussi transpiration importante des paumes.

Lachesis : pour les formes dans lesquelles la lésion est tout particulièrement violacée, presque hémorragique, avec douleurs nocturnes insupportables.

Bufo Rana : si la lésion s'accompagne d'une traînée de lymphangite au niveau de l'avant-bras : il existe une sorte de trace rougeâtre partant du poignet et remontant plus ou moins haut sur l'avant-bras. Cette zone est douloureuse au contact.

Anthracinum : pour les cas importants et accompagnés de douleurs brûlantes avec un gros œdème de la main. Ce remède est à donner pour attendre le médecin ou le chirurgien.

Hepar Sulfur : dans tous les cas de douleurs exagérément violentes : le moindre effleurement est insupportable. L'enfant hurle et refuse tout traitement.

Les clous, furoncles et anthrax

Ce sont les trois degrés de gravité d'une même infection, par le staphylocoque doré, des follicules pileux, c'est-à-dire de la racine de poils plus ou moins visibles :

■ **Le clou** : est le petit bouton à tête blanche,

■ **Le furoncle** : plus large et déjà douloureux comporte une sorte de mèche centrale qui représente un follicule pileux détruit par les microbes.

■ **L'anthrax**, est un énorme furoncle qui correspond à plusieurs follicules pileux. Ils réalisent ensemble une sorte d'abcès profond. La douleur est généralement intense, et il peut y avoir de la fièvre.

Ces lésions sont plus ou moins importantes par leur nombre ; leur localisation est des plus diverses : on peut en voir à n'importe quel endroit du corps, les plus souvent atteints étant : le siège, la nuque, les aisselles.

Chez les adolescents, l'acné se complique souvent de lésions semblables.

■ **Prudence** :
— lorsque le nombre de furoncles est important ;
— lorsque la durée d'une crise est très prolongée.
— lorsque les crises se reproduisent souvent ;
— lorsque la localisation est sur le visage et particulièrement à l'angle des narines. Le furoncle peut provoquer des complications cérébrales.

■ **Signes à observer** :
□ *Aspect des lésions* :
— surtout purulentes,
— surtout saignantes,
— leur coloration périphérique.
□ *La douleur est spontanée ou est provoquée par quoi?*
□ *Type de douleur* : intensité, battements, brûlures, etc...

■ **Quelques remèdes de furoncles** : localement le traitement est peu efficace. Il faut protéger les lésions les plus exposées au contact ou à une surinfection.

Surtout éviter de presser ces boutons purulents avant qu'ils ne soient tout à fait proches de leur ouverture spontanée.

A ce moment on est autorisé à déchirer très superficiellement le résidu de peau qui ferme le foyer purulent et à écraser doucement la périphérie sur les plans profonds, en étirant latéralement la peau, ne pas presser en direction du pus, ni faire saigner, la manœuvre ne doit pas être douloureuse.

On pourra peut-être un peu soulager les enfants mais surtout essayer de raccourcir les crises et éviter la réapparition d'autres éléments semblables avec :

Belladonna : pour les cas douloureux, à donner dès le début s'il y a rougeur et enflure périphérique, avant la formation du pus. On peut quelquefois enrayer l'infection avec ce remède.

Arnica : pour les formes également très douloureuses, mais à un stade plus avancé, dans lesquelles il semble surtout y avoir plus de sang noir que de pus dans les lésions.

Arsenicum album : lorsque les enfants se plaignent particulièrement de brûlures, et lorsqu'ils sont soulagés par des pansements humides et chauds.

Anthracinum : est indiqué pour les gros furoncles ou pour les anthrax entourés d'une large zone indurée, très douloureuse. Le centre de la lésion peut paraître noirâtre.

Tarentula cubensis : pour les gros furoncles et anthrax très enflés et très douloureux. On pense plutôt dans ces cas à une piqûre d'insecte infectée.

Hepar sulfur, silicea, echinacea : sont des remèdes de fond que votre homéopathe prescrira peut-être si votre enfant a tendance aux récidives de furonculose et si les remèdes précédents n'ont pas suffi à la supprimer.

Les mycoses

Elles sont très fréquentes, actuellement. Ce sont des éruptions à «champignons». Il s'agit, bien entendu, de champignons microscopiques du genre «levures».

Toujours est-il que ces maladies de peau sont généralement rebelles, difficiles à soigner et ont une tendance marquée aux récidives.

Leur caractère commun est d'être généralement :
— non douloureuses,
— peu ou pas démangeantes,
— bien délimitées en surface.

Les cas intermédiaires avec des lésions infectieuses plus banales sont fréquents. Le traitement est donc difficile à préciser et il est préférable de consulter un médecin ou un dermatologue chaque fois que l'on hésite.

S'il s'agit bien de mycoses, le traitement sera presque toujours un traitement local spécifique.

Je ne connais pas de traitement homéopathique idéal pour ces cas, car il existe très peu de caractères ou de modalités des lésions qui puissent servir de guide dans les prescriptions.

Si certains enfants sont plus sujets que d'autres à ce genre de maladie de peau, ils relèveront d'un traitement général à faire mettre en œuvre par un homéopathe chevronné.

Les verrues

Elles posent surtout un **problème de fond.** Leur apparition est toujours difficile à comprendre ainsi que leur disparition.

On a parlé d'**infections virales** (donc peut-être contagieuses), mais aussi de **réactions psychosomatiques**, ou de **maladies familiales.** En fait on ne sait rien de précis à ce sujet.

En homéopathie, on considère qu'elles résultent d'un état chronique généralement hérité, mais quelquefois acquis à la suite d'infections ou de maladies spontanées ou provoquées.

Certains incriminent tout particulièrement les vaccinations. C'est possible dans certains cas mais peu vraisemblable dans d'autres. En tout cas, on considère que l'apparition des verrues correspond à une modification du terrain personnel de l'enfant qu'il faut essayer de soigner sur un plan général.

La prescription homéopathique devra donc faire entrer en compte tout ce qui est caractéristique ou différent chez l'enfant qui en est atteint et non pas simplement l'apparence ou la localisation des verrues.

Ici encore moins qu'ailleurs, il n'existe pas de recette universelle.

Le fameux remède souvent conseillé : **Thuya** peut faire merveille s'il correspond à un ensemble de signes, caractéristiques de ce remède, mais il peut être parfaitement inefficace s'il est donné sans autre raison que la présence de verrues.

Vous pourrez donc toujours essayer de le donner pendant un mois, par exemple, mais si aucun changement n'intervient, il est impossible de vous indiquer ici les nombreux autres remèdes qui seraient plus indiqués.

Les maladies infectieuses

La grippe

C'est un terme très général qui désigne beaucoup de choses. La véritable grippe, provoquée par des **virus** caractérisés est la **grippe épidémique** (type : grippe espagnole en 1918, et plus récemment, grippe asiatique). On en suit l'évolution à travers le monde et elle correspond chaque fois à un virus particulier. Ses symptômes sont à peu près semblables et elle n'est dangereuse que par ses complications. Celles-ci se produisent de préférence chez les sujets fragilisés par une maladie antérieure, ou par la sous-alimentation, le surmenage, l'âge, etc…

A côté de celle-ci, qui ne survient que de loin en loin et qui a un caractère continental ou mondial, il existe, chaque année, et dans tous les pays des **grippes saisonnières**, celles qui surviennent en décembre ou janvier de chaque année et qui sont provoquées par des virus beaucoup moins spécifiques que les précédents. L'incidence du **refroidissement** est certainement favorisante, mais l'évolution est sensiblement la même que pour la grippe épidémique.

Il s'agit d'une **maladie fébrile**, au début généralement brutal, avec maux de tête, malaise général, frissons et fièvre plus ou moins intense. L'évolution se prolonge sur trois à six jours avec une période de rémission entre les premiers et derniers jours de maladie. On dit que la courbe de température décrit un « V » grippal. Si elle reste pure, la maladie se termine comme elle est venue, ne laissant après elle qu'une fatigue générale plus ou moins intense et prolongée. Bien souvent elle se complique d'une infection respiratoire au moins naso-pharyngée, sinon trachéo-bronchique. Les symptômes de ces complications s'ajoutent alors à ceux de la grippe proprement dite.

Ce qui doit vous rendre prudent

Vous devez faire appel à votre médecin :
— **si vous n'êtes pas sûrs** qu'il s'agit bien de cette maladie ;
— si elle présente **des symptômes de gravité** ou d'intensité anormaux ; douleurs, toux, fièvre très importante ;
— si **elle dure plus de trois jours** quels que soient les symptômes.

Vous pouvez essayer de soigner vous-même une grippe

— Si vous savez, par le contexte familial ou scolaire, qu'il s'agit bien de cette maladie et non pas d'une autre qui pourrait avoir le même début ;
— Si elle ne présente pas de complications respiratoires, ou fébriles ;
— Si elle ne dure pas plus de deux ou trois jours.

Ce qu'il vous faudra observer

Avant de choisir votre remède ou d'appeler votre homéopathe, faites attention aux points suivants :

■ **Les conditions d'apparition :** ce que l'on peut savoir de la gravité des cas familiaux ou scolaires, s'il s'agit d'une *épidémie*. S'il n'y a *pas eu contagion* : les causes favorisantes, coup de froid, dans quelles conditions, par froid sec ou humide. Quand? Comment? Que s'est-il produit?

■ **Le type de fièvre que présente le petit malade :**
— constante ou irrégulière,
— ses plus mauvais moments,
— ses caractères : frissons, transpiration, soif, comportement.

■ **Les signes associés :**
— malaise général,
— douleurs de tête, des membres, des yeux,
— état du nez,
— état de la gorge,
— toux, respiration,
— état intestinal : urines, pouls, etc...

■ **Ce qui a changé dans l'état de l'enfant :** depuis qu'il a la grippe, état général, comportement.

Quelques remèdes de la grippe

Dans le cas où vous voulez essayer un médicament, il faudra savoir choisir entre les remèdes ci-dessous.

Deux groupes différents permettent déjà de simplifier le choix entre : les agités et les abattus.

■ **Les agités :** ceux qui ne cessent de bouger dans leur lit, dorment très mal, se plaignent beaucoup, pleurent et sont de mauvaise humeur.

> **Aconitum :** au début de la grippe, cette agitation a quelque chose d'anxieux. L'enfant est brusquement brûlant et réclame le médecin ou bien il veut absolument rester dans les bras de sa mère qui sent battre très violemment son cœur.
>
> **Mercurius sol :** à donner un peu plus tard, ou après Aconitum, si l'enfant présente une aggravation

nocturne, avec agitation particulière et transpiration profuse. La soif est importante malgré des muqueuses humides et une salivation exagérée. Souvent l'haleine est mauvaise. L'enfant peut aussi avoir un comportement normal comme on l'a vu au chapitre concernant la fièvre.

Pyrogenium : à donner si le malade a sommeil mais ne peut s'endormir, la bouche est sèche. Le signe caractéristique est surtout le pouls qui ne correspond pas à la fièvre : le plus souvent trop rapide, presque incomptable, d'autres fois il sera anormalement lent.

Rhus Tox : à donner si l'enfant a besoin de bouger les membres. Aucune position ne convient plus de quelques minutes. La langue est chargée mais la pointe reste curieusement rouge. Apparition de boutons et de croûtes au niveau des lèvres ou autour de la bouche. Il s'agit d'herpès.

Arsenicum : à donner dans les cas les plus importants (comme Pyrogenium) et les plus alarmants. L'agitation alterne avec une sensation de très grande lassitude. Souvent vomissements ou diarrhées. L'enfant veut boire souvent mais peu à la fois.

■ **Les abattus, les calmes :** ils demandent la tranquillité, ils ne se lèvent pas et ne remuent pas dans leur lit.

Gelsemium : pour le malade, tellement somnolent, qu'il peut à peine entrouvrir les yeux quand on lui parle ou si on le fait boire. Il a du mal à déplacer les jambes dans son lit, il refuse même de boire pour n'avoir pas à bouger. Il a très mal à la tête. Il semble épuisé.

Eupatorium perfoliatum : pour l'enfant qui ne bouge pas, parce qu'il a mal aux membres, dans la profondeur de ses jambes et non pas dans les articulations comme Bryonia, il se plaint de violents maux de tête, sa soif est intense. Il veut boire de grands verres à la fois, mais pas trop souvent. Il réclame de l'eau fraîche, et vomit souvent ce qu'il boit. Ses globes oculaires sont douloureux à la pression.

Bryonia : à donner un peu comme Eupatorium : l'enfant a des douleurs des membres mais dans les articulations plutôt que dans les muscles. Sa soif est intense, mais il voudrait boire très souvent. Il boit gloutonnement, tant ses muqueuses sont desséchées par la fièvre. Il est frileux et toujours mécontent de tout ce que l'on fait pour lui.

Nux Vomica : pour un malade également frileux, qui frissonne dès qu'on le découvre un tant soit peu. Il se blottit dans son lit, remonte les couvertures jusqu'au menton. Il ne cesse de se plaindre de toutes sortes de douleurs : de la nuque surtout, mais aussi des reins, des membres, de l'estomac. Il présente un état nauséeux qui ne va pas jusqu'aux vomissements.

Baptisia : indiqué pour une grippe plus grave, dans laquelle le malade est très prostré, presque comateux. Ce ne peut être là qu'un remède à donner en attendant le médecin qu'il faut absolument consulter car il y a probablement complication pulmonaire.

Arnica : à donner si l'enfant se plaint de douleurs musculaires, c'est pour cela qu'il ne bouge pas, mais aussi parce qu'il est frileux : il frissonne dès qu'il se découvre, il a mauvaise haleine et, souvent, il émet des gaz fétides.

La rougeole

C'est en fait, une **rhino-pharyngite suivie d'éruption.** Le fait de cette éruption ne change rien aux autres symptômes de la maladie qui dominent généralement le tableau.

Cette rhino-pharyngite de la rougeole présente presque toujours des symptômes particulièrement violents : inflammation des yeux, toux, fièvre, pendant la période qui précède et accompagne l'éruption.

Ce qui doit vous rendre prudent

Vous ne devez pas attendre pour faire appel au médecin :
— si votre enfant est fragile sur le plan général et nerveux (possibilité d'encéphalite) ou s'il est atteint d'une maladie chronique ;
— si la fièvre est particulièrement mal supportée ;
— s'il y a gêne respiratoire ou douleurs de ventre, d'oreilles, etc...

Vous pouvez soigner vous-même une rougeole

Dans les cas simples et pendant 36 ou 48 heures si tout se passe bien ; lorsque la toux est moyenne, sans douleurs d'oreilles ni gêne respiratoire.

Ce que vous devez observer

Avant de choisir votre remède, ou d'appeler votre homéopathe, faites attention aux points suivants :

■ **Les symptômes de la peau**
□ *S'il y a des boutons,* regardez où ils ont commencé,

comment ils se sont développés : sur le thorax, sur le ventre, sur le dos ou les membres.

□ *A quoi ressemblent ces boutons :*
— petits boutons très fins,
— petites plaques roses,
— petites plaques rouges,
— petites plaques violacées,
— petites plaques surélevées ?

□ *Les boutons s'accompagnent-ils de démangeaisons, de transpiration ?*

■ **Les symptômes des yeux :**
— l'enfant se plaint-il de la lumière ?
— garde-t-il les yeux ouverts ou fermés ?
— larmoie-t-il ? comment ?
— les paupières sont-elles irritées, claires ou purulentes ?

■ **Les symptômes du nez et de la bouche**
— nez bouché et sec,
— nez bouché et coulant,
— nez coulant : clair, épais, sanglant, irrité,
— bouche sèche ou humide,
— état de la langue,
— état de la gorge,
— état de l'intérieur des joues,
— état du voile du palais.

■ **La toux :**
— importante ou non,
— son timbre : laryngée, de gorge, de trachée (rauque), ou bronchique (sifflante)
— avec ou sans essoufflement,
— avec ou sans douleur.

■ **La fièvre**
Son type, ses caractères propres : avec ou sans soif, avec ou sans transpiration, avec ou sans frilosité, avec agitation ou calme, avec ou sans modification d'humeur.

Quelques remèdes de la rougeole

■ **Les remèdes du début :** ce sont ceux d'une rhinopharyngite : il faudra choisir entre :

Aconitum : à donner le premier jour si la fièvre a commencé brutalement avec l'agitation habituelle, l'anxiété, la toux, la peau sèche et brûlante, le pouls très rapide.

Belladonna : à donner si le début est un peu moins brutal et si la fièvre reste aussi importante le second jour, avec une soif fréquente, même si l'enfant ne boit que très peu à chaque fois. Le visage est congestionné, les yeux brillants, la peau brûlante mais déjà humide par moments.

Ferrum Phos : à donner dans les formes bénignes, peu fébriles ou lorsqu'il y a des saignements de nez.

Gelsemium : à donner pour un état congestif un peu voisin de Belladonna, mais avec somnolence et absence de soif. L'enfant est nettement plus abattu. Alternance de fièvre et de frissons.

Euphrasia : à donner dans les cas où l'irritation oculaire est très précoce, avec larmoiement. L'enfant tourne le dos à la lumière et se plaint si l'on approche une lampe. Toux sèche importante — le jour seulement ou plus violente le jour que la nuit.

Sabadilla : à donner si les éternuements sont pénibles et importants. L'enfant est frileux et n'a pas soif, ce qui est un peu étonnant alors que la fièvre est élevée.

Pulsatilla : à donner si l'enfant a une irritation des yeux avec un nez tantôt bouché et sec, tantôt plein de mucosités. Il y a rapidement un écoulement épais, purulent mais fluide. Il y a absence de soif pendant la fièvre (comme Sabadilla). Le malade se plaint constamment d'avoir trop chaud. Il se découvre et voudrait que l'on ouvre les fenêtres.

■ **Les remèdes de la période d'éruption** : l'aspect de la peau peut ajouter des indications supplémentaires dans le choix du remède.

Apis Mellifica : conviendra si le visage paraît plutôt bouffi, avec des paupières gonflées. Le malade ne supporte pas la chaleur : il se découvre (comme Pulsatilla) et réclame de la fraîcheur.

Rhus Tox : à donner si l'éruption présente plus de boutons que de plaques, avec une démangeaison qui agite l'enfant. Il cherche à se gratter, et même, s'écorche en certains endroits. Il peut aussi présenter un herpès des lèvres.

Carbo Vegetabilis : est indiqué lorsque l'éruption est plutôt livide, rouge sombre, avec un état général assez mauvais. L'enfant semble affaibli, la toux est rauque, la voix plutôt éteinte. Il existe souvent un ballonnement intestinal, des gaz difficiles à évacuer font mal au ventre. L'enfant est soulagé lorsqu'ils sont expulsés.

Arnica : à donner en cas d'éruptions franchement ecchymotiques, comme si chaque bouton était une petite tache de sang noir. Ces deux derniers cas sont sérieux. Le remède ne peut être donné qu'en attendant le médecin qui doit être demandé d'urgence.

■ **Les remèdes à donner si l'éruption tarde à sortir ou si elle disparaît alors que la fièvre reste forte,** on dit alors que la rougeole est «rentrée» :

Bryonia : à donner si l'éruption disparaît alors que la fièvre persiste, surtout s'il y a une toux sèche, une soif intense, une horreur d'être déplacé dans son lit. L'enfant a toujours froid et demande à être très couvert. Ce sera le remède à donner en attendant le médecin.

Zincum : conviendrait plutôt mieux pour les rougeoles tardant à s'extérioriser.

Les rubéoles et fausses rougeoles

Il ne suffit pas d'une éruption semblable à celle de la rougeole pour pouvoir affirmer qu'il s'agit bien de cette maladie. En effet, il existe plusieurs maladies éruptives, provoquées par des virus différents **qu'il est quelquefois difficiles de distinguer les unes des autres**, même pour un médecin.

La différence entre la rougeole et ces autres maladies est qu'elles sont rarement accompagnées de signes d'inflammation des yeux et de la gorge et que l'éruption n'apparaît qu'après ou sans période de fièvre préalable. Dans la vraie rougeole, l'apparition de l'éruption correspond toujours au moment de la plus forte fièvre.

Selon quelques caractères particuliers, on peut distinguer la **roséole** de la 5e, de la 6e ou de la 7e maladie. Aucune n'est grave. Aucune ne nécessite de traitement particulier.

La **rubéole** seule nécessite une mention particulière, bien qu'elle non plus, ne nécessite aucun traitement. Elle ressemble à une rougeole très atténuée. Son éruption est généralement plus fine que les petites plaques de la vraie rougeole. Mais elle s'accompagne toujours de **ganglions** plus ou moins volumineux et plus ou moins nombreux qu'il est facile de trouver surtout au niveau de la nuque, des plis de l'aine et des aisselles.

Elle n'a d'importance que si elle communiquée à **une femme récemment enceinte**. L'embryon peut alors souffrir de l'infection qui se généralise jusqu'au placenta lorsque cette personne n'a pas elle-même été atteinte dans son enfance par la maladie. Le virus rubéolique peut alors déterminer des malformations de l'enfant à naître lorsque la maladie survient dans les premières semaines de la gestation.

Une éruption suspecte de rubéole chez un enfant nécessite donc une consultation médicale, bien qu'il n'y ait pas à attendre du praticien une thérapeutique particulière. Il fera surtout le **diagnostic exact** de la maladie et préviendra l'entourage des risques présentés par le virus. Il prendra éventuellement des décisions de recherche biologique d'anticorps rubéoliques chez les femmes enceintes susceptibles d'avoir été contaminées.

La présence de ces **anticorps** permet de penser qu'elle ne contractera pas la maladie et par conséquent que l'enfant qu'elle porte ne craint rien.

L'absence d'anticorps nécessitera une surveillance particulière de la femme enceinte. Si elle présente les signes de la maladie dans les 15 à 20 jours suivants, on pourra envisager une interruption de grossesse. La protection théorique par gamma globulines ou par sérums spécifiques ne présente aucune sécurité, et a été pratiquement abandonnée.

La scarlatine

Comme pour les angines, c'est une maladie dans laquelle il ne semble pas possible actuellement d'appliquer d'autre thérapeutique que les antibiotiques.

C'est donc à un médecin que vous devez confier son traitement. Si vous prenez le risque de soigner vous-même la scarlatine vous devez savoir que c'est essentiellement une **infection à streptocoque** comportant une **angine** et une **éruption particulière**.

Par le fait du microbe responsable, elle est susceptible de se compliquer, comme nous l'avons dit au sujet des angines, de dissémination streptococcique au niveau des articulations, du cœur ou des reins. Elle est cependant tout à fait susceptible de guérir spontanément ou sous l'effet d'un traitement homéopathique sans être suivie pour autant, de complications.

Comme dans toute maladie, l'évolution dépend en partie de la virulence des microbes (que l'on ne peut pas évaluer) mais encore plus des capacités de réaction des personnes malades. Il existe donc une infinité de formes cliniques différentes et il me semble dangereux de généraliser aussi nettement la méthode thérapeutique.

Mon expérience, et celle de tous les praticiens qui n'ont pas toujours connu les antibiotiques, est que les **complications**, lorsqu'elles se produisent, sont habituellement assez **tardives** : plusieurs jours, sinon une à deux semaines après la période de début : celle de l'angine avec éruption.

Il me semble donc possible et sans danger de se donner, comme dans toute autre maladie, un certain temps d'observation et de liberté thérapeutique avant de recourir à des remèdes différents. Je ne fais donc, personnellement, aucune différence dans ma conduite thérapeutique entre cette maladie et les autres.

Je souligne bien que c'est là le comportement d'un médecin expérimenté et connaissant parfaitement le risque thérapeutique qu'il prend.

Vous, en tant que parent, vous ne pouvez pas le prendre. Si vous voulez absolument intervenir dans le cas où votre médecin tarde à arriver, **vous pouvez le faire à titre très temporaire en tenant compte** :

■ **Des manifestations fébriles** : comme nous l'avons montré plus haut, si elles sont importantes et caractéristiques. Voir le chapitre concernant la fièvre.

■ **Des symptômes de la gorge**, comme nous l'avons déjà expliqué si ce sont eux qui ont le plus d'importance dans la symptomatologie du petit malade. Voir le chapitre concernant les maux de gorge.

En agissant ainsi vous aurez peut-être déjà préparé une évolution plus favorable de la maladie, sans prendre le risque de voir apparaître des complications quelquefois graves.

Quant à la suite du traitement que décidera votre médecin, il dépendra de facteurs multiples qu'il est seul capable d'apprécier. S'il préfère appliquer d'emblée un traitement par antibiotiques et anti-inflammatoires, il ne faut surtout pas avoir peur de ces remèdes qui ont transformé le pronostic de cette maladie.

Il est d'ailleurs des cas dans lesquels un homéopathe très compétent décidera d'agir ainsi.

La scarlatine étant tenue à **déclaration obligatoire** et entraînant une **éviction scolaire du malade et de ses frères et sœurs** s'il n'a pas eu de traitement antibiotique, le praticien se trouve souvent dans l'obligation légale (et sociale) d'agir autrement qu'il le ferait s'il avait toute liberté. Il n'est pas toujours possible de garder toute une famille en isolement pendant quarante jours.

Il décidera peut-être de faire une association thérapeutique à la fois homéopathique et antibiotique : c'est un des cas où la chose est possible. Mais encore une fois, cela ne peut être décidé que par votre médecin.

La varicelle

Cette maladie est, à l'inverse de la scarlatine, le type même de la maladie **bénigne**, bien qu'il existe quelques exceptions à cette règle.

Le problème qui se pose à son sujet est plutôt un **problème de diagnostic** que de traitement dans la plupart des cas.

Lorsqu'il y a **épidémie** reconnue, scolaire ou familiale, il est habituellement facile de la reconnaître, avec ses démangeaisons et ses boutons disséminés sur tout le corps, consistant pour la plupart en petites **vésicules brillantes** entourées de rouge. Elles se multiplient (plus ou moins) pendant deux à trois jours, puis elles disparaissent : les unes sans laisser de traces, les autres en laissant une croûte sèche et noire, qui ne tombe que deux semaines plus tard. Quelques-unes laisseront une **cicatrice définitive**.

Le problème est plus difficile à résoudre lorsqu'on est au début ou en dehors de toute épidémie. Comme cette maladie n'est pas toujours fébrile, on peut facilement confondre les boutons et leur démangeaison avec une éruption de type **allergique urticarien**. On incrimine aussi facilement quelques aliments pris dans les jours précédents ou un écart de régime.

Dans les cas douteux, ce sera donc au médecin de trancher, et il le fera généralement sur la **présence de boutons dans le cuir chevelu et sur les muqueuses** (bouche, gorge, conjonctives, prépuce ou vulve), ce qui ne se produit jamais avec les éruptions d'urticaire.

Il faut enfin savoir que la seule complication possible de cette maladie est sa surinfection. En se grattant, l'enfant peut parfaitement inoculer dans les boutons de varicelle, un microbe très répandu comme le staphylocoque, et alors la lésion se transforme en impétigo, ou en furonculose.

Les cas de varicelle à **allure de variole** ; très fébrile et très importante, sont exceptionnels.

Ce qui doit vous rendre prudent

■ **Au début de la maladie** :
— une fièvre importante,
— des signes généraux graves,
— une éruption rapidement très serrée, recouvrant tout le corps.

■ **A la fin de la maladie** :
— l'apparition de suppuration sous les croûtes, de furoncles, de nombreux ganglions

Le plus souvent l'on peut ne rien faire... ou donner un remède homéopathique, sans grand risque de nuire.

Ce que vous devez observer

Pour être certain qu'il s'agit d'une varicelle, pour choisir votre remède, pour informer votre homéopathe, faites attention aux points suivants :

■ **Les boutons** :
□ *leur localisation* : sur le corps, sur le cuir chevelu, dans la bouche et la gorge, sur le blanc des yeux, sur le prépuce ou la vulve.
□ *leur aspect* : plaque simplement surélevée, plaque avec vésicule brillante, plaque avec croûte jaune, puis noire.
□ *les adénopathies* correspondant aux territoires les plus atteints : nuque pour la tête, cou pour le visage, aisselles et aines pour les membres.

■ **La démangeaison** : elle doit exister dans tous les cas : avec agitation, avec lésions de grattage, avec insomnies.

■ **La fièvre** : elle peut être présente ou non. Précisez son type, ses caractéristiques.

■ **Les autres symptômes** : il n'y en a pas souvent. Cependant, notez soif, faim, selles, urines, etc... comportement, humeur.

Quelques remèdes de la varicelle

■ **Dans les formes où la démangeaison est importante et la fièvre inexistante ou faible.**

Rhus Tox : à donner dans la plupart des cas, il y a presque toujours en plus de l'éruption vésiculeuse : agitation, insomnies.

Antimonium Crudum : à donner si les lésions sont particulièrement larges et profondes, et donnent l'impression de devenir de l'impétigo. La langue est particulièrement blanche et l'on retrouve d'importants aphtes dans la bouche.

■ **Dans les formes fébriles** :

Belladonna : à donner si on retrouve les caractéristiques de cet état fébrile décrit par ailleurs. (Chapitre des fièvres)

Mercurius Sol : à prescrire sur ces signes fébriles particuliers : aggravation nocturne, transpiration, bouche caractéristique : langue épaisse, mauvaise haleine.

Pulsatilla : à donner si la fièvre ne donne pas soif, si l'humeur est changeante et la température irrégulière.

Mezereum : à donner si les croûtes persistent trop longtemps.

■ **Le traitement local** consistera :
□ *préventivement* : à assurer la propreté des ongles de l'enfant pour éviter la surinfection de boutons qui seront inévitablement grattés,
□ *curativement* : en application de pommades ou de poudres destinées à diminuer la démangeaison : talc, pommade au Calendula, etc.

Les oreillons

Ils consistent en une **atteinte des glandes parotides** (glandes salivaires situées immédiatement en avant du pavillon de l'oreille) par **virus contagieux**.

Son diagnostic est facile, en cas d'épidémie connue, scolaire ou familiale : l'enfant présente souvent (mais pas toujours) un **état fébrile** et une **enflure du visage** : cette enflure est située immédiatement en avant des oreilles et s'étend jusque sur le début du cou. Dans les cas très importants, elle donne volontiers au visage l'apparence d'une poire. La douleur est plus caractéristique. Douleur spontanée dans certains cas, l'enfant a mal et se plaint. Il pleure et porte les mains aux oreilles. Douleur en tout cas provoquée ou aggravée en mangeant ou buvant ; c'est à ce moment que l'enfant se plaint le plus, il peut refuser de prendre toute boisson ou aliment.

Un seul côté peut être atteint. Le plus souvent ce sont les deux parotides qui enflent, avec quelquefois un certain nombre de jours entre les deux atteintes. L'évolution peut donc se limiter à trois ou quatre jours, ou se produire en deux temps.

Dans de rares éventualités il peut se produire une troisième poussée de fièvre, dans les huit ou dix jours suivants, avec une **complication**.

Chez tous les enfants, quel que soit leur âge, on peut voir apparaître une **réaction méningée avec fièvre**, vomissements et maux de tête très violents.

Chez les grands garçons, à la puberté, il peut se produire une **complication testiculaire : l'orchite**, très redoutable, si elle est bi-latérale, pour l'avenir de la fonction de reproduction. Il peut s'ensuivre une stérilité définitive, avec un fonctionnement génital par ailleurs normal.

C'est donc là une maladie généralement bénigne, mais qui peut comporter, aussi, un certain danger, chez un garçon de treize à quinze ans.

Vous devez appeler un médecin

— si vous n'êtes pas sûr de vous,
— s'il s'agit d'un grand garçon,
— s'il semble y avoir réaction méningée.

Vous pouvez essayer de soigner vous-même les oreillons

— si vous êtes parfaitement sûr qu'il s'agit bien de cette maladie.
— si votre enfant n'est pas encore pubère, ou sur le point de l'être.
— s'il ne présente pas de violents maux de tête et une fièvre élevée.

Ce que vous devez observer

Avant de choisir votre remède ou d'appeler votre homéopathe, faites attention aux points suivants :

■ **L'enflure du visage :**
— sa localisation exacte, le premier côté atteint,
— son extension au cou,
— recherche de ganglions sous la mâchoire,
— douleur au toucher,
— couleur de l'enflure.

On peut confondre l'enflure avec une adénopathie ou un phlegmon ganglionnaire du cou.

■ **La douleur :**
☐ *spontanée*, ses manifestations : pleurs, gémissements, cris.
☐ *provoquée :* par le fait de boire, quoi ? ou par le fait de manger, quoi ?
☐ *ce que fait l'enfant pour se soulager,* pression, contact, chaleur, froid.

■ **Les autres symptômes :**
— fièvres, type, caractéristiques,
— les bourses, s'il s'agit d'un petit garçon,
— les maux de tête, les vomissements,
— les mouvements de la nuque,
— la position des jambes et la position générale,
— son humeur, son comportement.

Quelques remèdes pour les oreillons

■ **Pour les cas très fébriles :**

Belladonna : pour les cas présentant la fièvre caractéristique de ce remède : rougeur, enflure douloureuse, agitation.

Mercurius : pour les cas bilatéraux avec salivation augmentée, langue chargée, mauvaise haleine, transpiration importante et aggravation nocturne.

Apis Mellifica pour les cas où l'enflure prédomine, œdémateuse et douloureuse, en outre il existe souvent des maux de tête, voire des raideurs de nuque.

■ **Pour les cas moins fébriles, où l'atteinte locale prédomine :**
□ *Si seul le côté gauche est malade,* ou s'il y a début net à gauche :

Bromium : à donner surtout si l'enflure est spécialement dure, tendue, presque comme de la pierre.

Rhus Tox : à donner si l'enflure commence à gauche et s'accompagne d'agitation. L'enfant éprouve le besoin de changer de position, il cherche à se soulager en faisant fonctionner ses mâchoires.

Lachesis : à donner s'il y a en plus hypersensibilité au moindre contact et aggravation typique après le sommeil.

□ *Si le mal est limité à droite ou va de droite à gauche :*

Baryta Carbonica : à donner s'il y a d'autres adénopathies, et s'il s'agit d'un enfant habituellement porteur de grosses amygdales.

Baryta Muriatica : à donner dans les cas semblables, mais avec dureté particulière des oreillons (comme bromium à gauche).

Lycopodium : à donner si l'évolution se fait de la droite vers la gauche, avec extension aux sous-maxillaires (plus en avant sous le cou) et s'il y a aggravation des douleurs entre 16 et 18 heures.

La coqueluche

C'est une maladie qui est devenue moins typique que dans le passé par le fait, très probablement, des vaccinations et de l'usage des antibiotiques. Elle est caractérisée par sa **toux particulière** : elle survient par **quintes** nettement séparées les unes des autres.

Elle s'accompagne d'une telle **suffocation** que la reprise de respiration après une série prolongée de secousses de toux provoque un bruit ressemblant au « chant du coq ».

Elle s'accompagne, quelquefois d'une **enflure du visage** et particulièrement des paupières.

Elle provoque, dans certains cas, une **petite ulcération sous la langue** due au frottement de celle-ci sur les incisives inférieures.

Elle n'entraîne généralement pas de fièvre.

Mais, à côté des coqueluches vraies, il existe de nombreux cas de toux y ressemblant (dites : coqueluchoïdes) provoquées par des maladies différentes.

Vous devez faire appel au médecin

— s'il s'agit d'un enfant de moins d'un an,
— si vous n'êtes pas sûr de votre diagnostic,
— s'il y a fièvre, même minime,
— s'il y a amaigrissement, mauvais état général dû à des vomissements trop fréquents.

Vous pourrez essayer un traitement de coqueluche

— si vous êtes parfaitement sûr qu'il s'agit bien de cela (contagion),
— s'il n'y a pas de fièvre chez votre petit malade,
— si les vomissements provoqués n'entraînent pas d'amaigrissement.

Ce que vous devez observer

Avant de choisir le traitement ou d'appeler votre homéopathe, faites attention aux points suivants :

■ **Les quintes :**
□ leur fréquence globale.
□ *le moment où elles se produisent :* particulièrement la nuit ou non, dans quelle partie de la nuit.
□ *leur caractère :* intensité, durée, nombre de reprises, couleur du visage, comportement pendant la quinte, peur, douleurs, convulsions, expectoration… de quoi? vomissements… de quoi? suffocation, reprise de respiration?
□ *ce qui les provoque :* mouvements, pleurs, repas, etc…
□ *ce qui les soulage :* immobilité, position couché, assis, boissons, repas.

■ **Entre les quintes :**
— état général, fatigue,
— aspect du visage (enflé) taches, rougeurs,
— aspect des yeux, des paupières,
— appétit, soif,
— sommeil : provoqué par la quinte, très souvent interrompu.

■ **Les autres symptômes :**
— fièvre,
— respiration sifflante ou non,
— troubles digestifs,
— aspect de la peau (quelquefois petites tâches hémorragiques),
— saignements du nez, etc…
— comportement général depuis le début de la maladie.

Quelques remèdes de coqueluche

Belladonna : pour les coqueluches sans expectoration, la toux est sèche, suffocante, pendant la quinte le visage et les conjonctives deviennent écarlates ; souvent l'enfant pleure de douleur après la toux.

Carbo Vegetabilis : à donner si la quinte s'accompagne, au contraire, de sueurs froides, si elle provoque des vomissements après chaque repas. La suffocation va jusqu'à la cyanose. Bon remède à donner au début de la maladie.

Coccus Cacti : pour les cas dans lesquels il existe après chaque quinte une expectoration abondante de mucosités claires mais filantes. La quinte ne cesse qu'après ce rejet de mucosités, semblables à du blanc d'œuf.

Drosera : est considéré par certains comme le remède spécifique de la coqueluche, est surtout indiqué si les quintes sont plus violentes dans la deuxième partie de la nuit (après minuit). Les accès de toux sont extrêmement rapprochés. L'enfant tient son ventre à deux mains, tant il a mal. La voix reste rauque entre les quintes.

Corralium Rubrum : pour les cas où le bruit provoqué par la reprise de l'inspiration entre chaque secousse de toux est très bruyant, très « chantant ».

Cuprum : pour les cas dans lesquels la suffocation provoque un début ou même de véritables convulsions : il y a perte de connaissance comme dans le spasme du sanglot. On a l'impression que l'enfant n'arrivera jamais à reprendre son souffle après la toux.

Mephitis : pour les cas de toux violentes et spasmodiques plus spécialement provoquées par le fait de boire ou de manger. Malgré cela, les quintes spontanées sont très fréquentes aussi la nuit.

Kalium Carbonicum : à donner dans les cas où l'enflure des paupières et du visage est particulièrement marquée (surtout le matin).

Phosphorus : pour ceux qui essaient aussi longtemps que possible de retarder la quinte, en s'immobilisant dans un coin et en respirant le plus doucement possible, ils ont peur de leur toux et essaient ainsi de l'éviter.

Sanguinaria : pour les reprises de quintes dans les mois qui suivent une coqueluche apparemment guérie, s'il n'y a pas d'autres symptômes que la réapparition des quintes.

Quelques troubles nerveux simples de l'enfant

La neuro-psychiatrie infantile est un vaste champ dans lequel il est difficile de s'aventurer sans prendre de très grandes précautions.

Etant donné que l'on entend par là à la fois **les maladies organiques du système nerveux :** encéphalites, méningites, poliomyélites, encéphalomyélites diverses, névrites, etc... mais aussi les **maladies mentales**, il est facile de comprendre qu'on touche là à un domaine particulièrement important.

Nous n'envisagerons donc que quelques troubles tout à fait mineurs. Toute manifestation neurologique ou psychique qui semblerait, de près ou de loin concerner le système nerveux profond devra motiver un appel au médecin, qu'il s'agisse du médecin de famille, d'un pédiatre ou d'un neurologue. Ils seront seuls habilités à apprécier la gravité de ces troubles et à décider du traitement à appliquer.

Les seuls essais thérapeutiques familiaux ne peuvent concerner que des troubles plutôt fonctionnels très simples et déjà observés chez d'autres enfants, ou des anomalies de comportement très proches de la normale.

Les tics

Ils surviennent presque toujours chez des enfants de **parents eux-mêmes nerveux**, ayant souvent présenté un trouble semblable dans leur enfance. Les plus fréquents sont les tics des **paupières** et du **visage**. Ils apparaissent généralement par période, dans des moments de **fatigue**, de tension ou après une contrariété. Quelquefois ils semblent être un phénomène d'**imitation** d'un camarade lui-même tiqueur. L'enfant réagit comme si cette démonstration rendait l'autre plus remarquable, plus intéressant. En l'imitant involontairement l'enfant cherche probablement à attirer sur lui l'attention des adultes qui montrent une inquiétude ou un intérêt pour le tiqueur. Il peut ne s'agir que d'un **spasme musculaire** en rapport avec une carence en calcium ou en magnésium mais ces cas sont très exceptionnels.

Quelques remèdes des tics

Agaricus : à donner si l'enfant est un agité, au comportement quelque peu imprévisible : tantôt gai, tantôt triste ou trop calme. Quelquefois, il roule la tête sur l'oreiller en dormant.

Cicuta Virosa : à donner si les tics arrivent à provoquer de véritables grimaces plus ou moins affreuses ou des mouvements du cou, de la tête et même des épaules.

Physostigma : à donner si les tics semblent en rapport avec un trouble de la vue : si, par exemple, ils sont spécialement aggravés par les efforts de lecture ou un travail demandant une attention particulière de la vue.

Sulfur : à donner après l'un des précédents si les troubles persistent ou reviennent. Tout particulièrement s'il existe une tendance familiale à ce trouble, mais aussi s'il s'agit d'un enfant peu soigneux, ayant toujours trop chaud, présentant une tendance aux éruptions cutanées et éprouvant souvent des fringales en fin de matinée.

■ **Des équivalents des tics nécessiteront un traitement semblable si les spasmes musculaires s'observent :**
☐ **Au niveau respiratoire :** sous forme de *soupirs profonds*, de *hoquets*,
☐ **Au niveau pharyngé et buccal :** sous forme de *petits cris involontaires,* de *raclements divers*, de *bruits de déglutition,* etc...
☐ **Au niveau des membres :** sous forme de *secousses plus ou moins localisées* des muscles des bras, des avant-bras, des mains, des doigts ou des pieds.

Ces cas seront plus difficiles à traiter et demanderont très probablement l'intervention d'un neuro-psychiatre qualifié.

Le bégaiement

C'est là un trouble du langage fréquent et souvent familial. S'il est épisodique et passager, il est, comme le tic, la traduction d'un état de **tension nerveuse anormale.**

Le meilleur traitement est alors d'en comprendre la cause et de la supprimer si cela s'avère possible. Mais les parents eux-mêmes ne sont pas toujours les mieux placés pour découvrir ces causes. La consultation d'un pédiatre ou d'un psychologue peut être nécessaire.

Quelques remèdes du bégaiement

Belladona : à donner si le bégaicment provient d'une frayeur et aussi à l'enfant qui veut parler trop vite, et qui est incapable de maîtriser le débit des mots qui deviennent incompréhensibles. Il en résulte une sorte de blocage au niveau des muscles de la bouche et de la langue.

Causticum : à donner plus spécialement après une vexation, des reproches immérités. Le bégaiement semble être plutôt le résultat d'une incertitude dans les mouvements nécessités par la parole. A l'inverse de Belladonna, il y a plutôt faiblesse musculaire que surexcitation.

Mercurius : conviendra aux cas où il existe aussi une certaine précipitation dans l'énoncé des mots mais accompagnée d'incertitude, de tremblement de la langue et des lèvres. La parole s'accompagne d'une salivation exagérée dans les moments où l'enfant parle et même en dehors de ceux-ci.

Nux Vomica : conviendra mieux à l'enfant grincheux, généralement mécontent de tout, très studieux mais débordé par son travail scolaire. Il travaille trop ou on le fait trop travailler. Il en perd le sommeil ou tout au moins il lui arrive souvent de ne pas assez dormir et d'en perdre l'appétit.

Strammonium : est peut-être le remède des enfants qui ont surtout beaucoup de mal à exprimer le premier mot d'une phrase. C'est la première syllabe qui ne se forme pas, et lorsqu'enfin elle arrive à franchir les lèvres, le reste de la phrase suit, précipité et souvent incompréhensible.

Les petits troubles caractériels

Il n'est pas toujours facile de préciser le moment où commence un véritable trouble caractériel et où se termine l'expression de tendances normales. La limite entre le coléreux et le violent est très difficile à déterminer.

Dans la pratique pédiatrique courante il apparaît que

les familles considèrent le comportement de leur enfant comme pathologique ou simplement anormal, à partir du moment où ils ne peuvent pratiquement plus supporter :

— la violence ou la fréquence de certaines colères,
— les réactions d'opposition ou de désobéissance,
— des pleurs incessants ou trop fréquents,
— des dégâts matériels que cause un enfant anormalement turbulent,
— une agressivité importante contre d'autres enfants.

Ces états comportent toujours un **facteur caractériel normal** et souvent héréditaire. Il s'agit d'enfants « nerveux » ou « pleins de vie » jusqu'à un certain moment, mais à partir de **certains événements** familiaux, sociaux ou scolaires ils deviennent proprement « insupportables ».

Sur le plan thérapeutique il est indispensable d'essayer de comprendre la nature de ces événements. Les parents eux-mêmes ne sont pas toujours aptes à le faire, surtout si c'est leur propre comportement qui cause cet état. Il est bien souvent indispensable d'avoir l'avis d'un praticien qualifié.

Si l'on peut remédier facilement aux causes de ces troubles il n'y aura aucune raison de donner des médicaments. Il existe par exemple des parents trop exigeants sur le plan scolaire qui doivent comprendre que leur enfant a peut-être plus besoin d'encouragements que de punitions.

Plus souvent, les parents manquent de fermeté dans l'exercice d'une autorité dont l'enfant a cependant besoin. Une permissivité excessive, une sorte de surprotection éloignant de l'enfant toute contrainte ou toute obligation envers les autres, le rend de plus en plus exigeant. Il ne comprend pas qu'il y ait la moindre limite à son plaisir, mais c'est tout simplement parce que sa famille n'a jamais eu l'idée, ou le courage de lui faire comprendre que **les limites de son plaisir sont aussi fonction du plaisir ou simplement du confort des autres en général et de ses parents en particulier.**

Si les troubles caractériels résultent de facteurs impossibles à modifier comme la mésentente du ménage, les situations de séparation ou de divorce ; si cet état est dû à la nécessité de mettre l'enfant en garde chez quelque grand-mère trop tendre ; s'il est dû à un placement journalier, en crèche ou chez des étrangers mal acceptés ; si c'est l'école qui est en cause et qu'il ne soit pas possible d'en changer, il faudra peut-être essayer certains remèdes.

Les médicaments habituellement considérés comme anxiolytiques ou tranquillisants sont souvent très peu efficaces et très peu recommandables.

L'homéopathie peut apporter un meilleur secours, mais le résultat sera probablement meilleur si vous faites appel à un praticien expérimenté.

Quelques remèdes des troubles caractériels

Chamomilla : pour l'enfant spécialement violent et coléreux, de tous âges, mais plus efficace pour les petits de deux à quatre ans. Ils ont des colères qui les font hurler, se rouler par terre. Dans les cas extrêmes, ils en perdent le souffle et présentent ce que l'on nomme des « spasmes du sanglot » : c'est alors la reprise respiratoire après le premier cri qui est impossible. Cette reprise ne se fait parfois qu'après une pénible période pendant laquelle l'enfant devient rouge, puis violacé. Il lui arrive dans certains cas d'avoir des spasmes généralisés au visage et aux membres avec perte de connaissance.

Cina : pour les enfants aussi coléreux que les précédents mais qui ne vont cependant pas jusqu'à l'état spasmodique décrit. Par contre, un signe plus caractéristique sera la tendance aux grincements de dents soit pendant les crises, soit pendant le sommeil. Leur état s'aggrave souvent à la nouvelle lune. Ils tendent alors à « sentir l'acétone » c'est-à-dire à avoir une haleine d'odeur particulière, à la fois médicamenteuse, un peu comme celle de l'éther ou d'un métal. Après les crises, ils deviennent pâles avec un cerne bleuâtre autour des yeux et de la bouche.

Staphysagria : conviendra aux coléreux tout particulièrement susceptibles, qui ne supportent pas qu'on se moque d'eux et encore moins d'être victimes de la moindre injustice. Une remontrance en public les rend furieux, mais ils contiennent leur fureur, deviennent très pâles et se ferment à tout. On dit qu'il y a «colère rentrée» bien pire que celle qui s'exprime car elle dérive plus facilement vers la méchanceté, la haine et l'opposition systématique.

Ignatia : sera peut-être un palliatif pour celui qui présente surtout un caractère changeant avec alternative de pleurs et de rires. Il pleure trop mais il rit également de façon exagérée. Il a des «fous rires» ou des rires immotivés, à contretemps. Il rit lorsqu'on le punit ou lorsqu'on le frappe. Il peut tout aussi bien pleurer à un moment où il devrait être particulièrement content. Cet état est souvent la conséquence d'un chagrin plus ou moins important : perte d'un ami, trahison d'une petite camarade qu'elle aimait particulièrement, décès d'un grand-père ou d'une grand-mère très affectueuse, séparation des parents, naissance d'un autre enfant...

Pulsatilla : conviendra à un autre type d'hypersensible qui pleure beaucoup plus qu'il ne rit. Il a peut-être eu les mêmes chagrins qu'Ignatia, mais il réagit de façon plus pessimiste que le précédent. C'est un triste, larmoyant pour la moindre raison et même sans raison. Il recherche les marques d'affection. Il a besoin qu'on s'occupe de lui; et il obtient quelquefois ce résultat en provoquant des punitions par toutes sortes de sottises. La colère de sa mère et les coups qu'il reçoit quelquefois lui sont bien plus agréables que l'indifférence qu'il croit ressentir. On dirait qu'il recherche et qu'il attend le mécontentement de sa mère parce qu'à ce moment là elle se consacre entièrement à lui.

Lachesis : conviendra au jaloux irréductible, malade de jalousie. Il peut l'être de son père, de ses frères ou de ses sœurs, de tout autre enfant qui pénètre dans son domaine, accidentellement ou habituellement, en garde par exemple. Il traduit sa contrariété plutôt par des paroles que par des actes. Ce qu'il ne peut pas faire le jour contre celui qui lui prend un peu de l'affection de sa mère il le fait la nuit à l'occasion de cauchemars plus ou moins violents.

Hyosciamus : conviendra à un enfant aussi jaloux que Lachesis, mais un jaloux méchant, agressif. C'est le jeune enfant qui voudrait crever les yeux du nouveau-né dont sa mère doit s'occuper à son préjudice. Il voudrait même le mordre... et il lui arrive de le faire. J'ai connu un cas où un enfant jaloux a sectionné entièrement un doigt de son jeune frère. Il devient par ailleurs aussi coléreux et violent que nos petits Chamomilla. Il souffre aussi de cauchemars et des terreurs nocturnes.

Tarentula : sera à donner à un enfant encore pire que tous les autres; celui qui va s'en prendre aux objets, aux choses qui l'entourent. Il déchire volontairement ses vêtements, casse ses jouets, et aussi les vases, les assiettes. Il jette au loin tout ce qu'il peut atteindre pour le détruire. Il montre par ailleurs une instabilité totale, se déplaçant sans arrêt, ne s'intéressant pas plus de quelques minutes à un jeu. Ses nuits sont aussi agitées que ses jours. Il ne tient pas en place dans son lit et souvent il en tombe.

Bien d'autres remèdes pourraient encore être envisagés. Il n'est pas possible de les passer tous en revue dans le cadre de cet exposé élémentaire.

Les difficultés scolaires

L'école est encore un domaine qui est souvent source de bien des soucis pour les familles.

Lorsqu'un enfant éprouve des difficultés à l'école, il s'agit le plus souvent d'une **réaction inconsciente à une contrariété.**

Les **véritables insuffisances intellectuelles** sont généralement connues avant le début de la scolarité. On reconnaît très précocément les enfants atteints de maladies génétiques comme le mongolisme ou ses équivalents ou d'hémorragies cérébrales provoquées par des accidents d'accouchement. Les maladies infectieuses encéphaliques ou méningées ont également été diagnostiquées, si elles sont survenues dans la première enfance.

Les capacités intellectuelles ne sont pas non plus identiques chez tous les sujets. Les conditions sociales et raciales ne sont pas les mêmes et expliquent très facilement des différences. On ne peut donc parler de difficultés véritables que lorsqu'on aura évalué un certain nombre de facteurs.

En fait, l'enfant d'intelligence moyenne né de famille occidentale et vivant dans une ambiance normale doit pouvoir suivre le cycle normal des études actuellement obligatoires en France.

Certaines difficultés peuvent cependant alerter soit les enseignants, soit les parents de certains enfants.

La turbulence

Ce sont les turbulents qui, surtout en classes maternelles, sont mal supportés par les maîtresses :
— soit parce qu'ils ne s'adaptent pas à **la vie collective** ;
— soit parce qu'ils sont trop **agressifs** pour les autres.

Nous retrouvons là exactement le même type d'enfants difficiles que nous avons envisagés sous le nom de « caractériels ». La thérapeutique à essayer est donc la même.

Le seul facteur supplémentaire à envisager est celui de la personnalité de la maîtresse qui peut, par elle-même, être cause de contrariété chez l'enfant. Souvent celui-ci reporte sur elle l'affection qu'il a pour sa mère et il en attend les mêmes manifestations. Mais certains tempéraments jaloux ne supportent pas bien le partage permanent que la maîtresse doit effectuer de ses marques d'affection ou simplement d'attention. D'autres ne comprennent pas une attitude plus sévère que celle qu'ils connaissent chez eux. Certains ne font pas la transposition et ne font qu'attendre en hurlant sans arrêt la fin des classes pour se retrouver chez eux.

Un peu plus grands, à la «grande école», les turbulents sont souvent ceux qui n'ont jamais connu chez eux la discipline la plus élémentaire et qui n'acceptent pas celle qui leur est brusquement demandée. La personnalité du pédagogue est primordiale dans cette adaptation; certains savent agir en conséquence, d'autres ne font que heurter l'enfant de plus en plus et c'est ainsi qu'il peut devenir le «cancre» irréductible alors qu'intellectuellement, il aurait été très capable d'être un bon élève. Pris à temps, ces cas d'incompatibilité entre enfant et maître, ne peuvent se résoudre que par une rupture, par un changement d'école. Tout autre thérapeutique est illusoire.

La dyslexie

Elle consiste dans la **difficulté d'apprentissage de la lecture et de l'écriture.** On en connaît très mal le mécanisme exact car il est certainement très complexe. La transposition du langage parlé en langage écrit nécessite de nombreux phénomènes psychiques concernant la mémoire visuelle et auditive ainsi que d'innombrables automatismes à acquérir au niveau des muscles de la bouche, de la langue, du bras, de la main et des doigts. Il existe une infinité de mouvements très subtils entre le moment où un mot est imaginé, puis prononcé, puis reconnu sous la forme conventionnelle de l'écriture, puis reproduit éventuellement au moyen d'un crayon ou d'une plume.

Il n'est pas étonnant que l'apprentissage de la lecture et de l'écriture présente des obstacles dont les uns seront de **type héréditaire**, d'autres d'**ordre affectif** et enfin certains d'**ordre sensoriel** ou **moteur**.

Avant toute chose, il est donc indispensable de faire faire une exploration médicale des capacités et des latéralisations oculaires et auditives de l'enfant en difficulté : il faut être certain qu'il entend et qu'il voit bien, et de petits troubles dans ces domaines ne sont pas toujours connus avant le moment de l'école. Il faut connaître aussi la tendance naturelle de l'enfant en ce qui concerne sa latéralité dominante : nous avons tous une dominante droite ou gauche, c'est-à-dire une facilité plus grande à effectuer les mouvements de la main droite ou de la main gauche. Mais nous avons aussi une meilleure adaptation d'un œil et d'une oreille à la perception des sensations visuelles et auditives. L'enfant dyslexique peut avoir des latéralisations discordantes qu'il faut alors rééduquer.

L'habileté gestuelle n'est pas toujours aussi facilement acquise par les uns que par les autres : certains enfants n'arrivent pas à maîtriser les mouvements délicats que nécessite l'écriture et ils ont une tendance psychique curieuse à intervertir les lettres dans les mots ou les mots dans les phrases. Certains semblent incapables d'enregistrer correctement la suite des lettres qui constituent les mots dans leur mémoire. On dit alors qu'ils sont dysorthographiques.

Le traitement de ces états ne comporte aucune médication particulière mais des techniques de rééducation spéciale. Il est possible d'imaginer un traitement homéopathique destiné à améliorer un terrain psychopathique éventuel, mais cela relève du domaine d'un praticien expérimenté.

Le refus d'apprendre

Voilà ce que l'on considère classiquement comme de la «paresse». Et la paresse est en réalité une attitude de refus du milieu scolaire lorsqu'il est mal accepté. Que ce soit en famille ou à l'école, l'enfant heureux est normalement curieux d'apprendre à lire, à écrire, à compter, en un mot de tout connaître de ce qui l'entoure. Les questions incessantes et quelquefois agaçantes qu'il pose sans arrêt dès qu'il sait parler le montrent à l'évidence.

Si, un beau jour, il perd cette curiosité et refuse d'apprendre c'est parce qu'il est malheureux ou mécontent.

Dans le premier cas son attitude représente un **désintérêt** pour l'ensemble des choses de la vie, hors son plaisir personnel le plus matériel. Dans le second cas il adopte la même attitude par esprit de **représaille**. Il s'échappe donc de la réalité pénible dans laquelle il vit ou bien il s'oppose aux adultes, il refuse toute autorité pour affirmer sa propre personnalité.

Ce résumé psychologique est évidemment un peu simplifié et il existe de nombreux cas dans lesquels les motivations et les réactions diverses se trouvent associées ou alternées. En tout cas il apparaît à l'évidence que ces paresseux ne relèvent d'aucun médicament.

Si cependant l'homéopathe arrive à cerner les causes de ce comportement il pourrait peut-être, mieux qu'un autre, aider ces pauvres enfants souvent rejetés au fond de la classe ou constamment réprimandés par des parents trop exigeants.

En rapprochant le moment exact de l'apparition de la difficulté scolaire en fonction des événements familiaux ou sociaux qui se sont produits, il pourra déjà donner un éclaircissement à une famille qui n'a pas pris conscience de ce qui a pu affecter l'enfant. Il pourra aussi par sa thérapeutique aider le retour à un équilibre meilleur de tous. Il prescrira par exemple :

> **Ignatia :** si l'enfant a été inhibé par un chagrin profond comme la perte d'un parent ou d'un ami, ou la désunion de ses parents. Son attitude est alors celle du repli sur lui-même, il refuse les marques d'affection, pleure en cachette mais rarement devant les adultes. Il adopte un comportement quelque peu incohérent, il rit et pleure à contretemps.

Pulsatilla : après le même genre de chagrin, celui-ci va plutôt s'isoler par la rêverie. Il se crée un monde à lui, différent de la réalité blessante. Il est constamment triste et pleurnichard si on le ramène au présent. Punitions et remontrances lui font plutôt plaisir, parce qu'au moins dans ces moments on s'occupe de lui.

Natrum muriaticum : conviendra mieux aux cas plus anciens, dans lesquels le choc affectif remonte à une ou plusieurs années. Le repli sur soi est assez semblable à celui d'Ignatia, mais encore plus marqué : non seulement il refuse de parler de ses ennuis et d'être consolé, mais si on essaie de le faire cela le rend furieux ou méchant.

Phosphoric Acidum : sera à donner à l'enfant qui se trouve dans la situation du Pulsatilla lorsqu'elle se prolonge. Il n'est plus seulement un mauvais élève, mais souffre d'un véritable état dépressif. Il ne joue plus, il passe son temps à rêvasser, il mange moins, son état général décline peu à peu.

Staphysagria : sera souvent le remède du paresseux opposant, de celui qui cesse d'apprendre parce qu'il a été ou qu'il se croit victime d'une injustice. Non seulement il refuse d'apprendre mais il devient violent, coléreux pour des riens, surtout si on le punit ou si on essaie de l'obliger à travailler.

Opium : conviendra plutôt à l'enfant terrorisé par un maître ou un professeur. Il est épouvanté par les cris ou les punitions corporelles qu'il voit administrer à ses compagnons sans parler de celles qui lui sont adressées. Sa réaction devant la peur qu'il ressent peut être tout aussi bien un comportement de totale absence, que de provocation par des pitreries.

Tarentula : sera peut être le remède adjuvant des plus instables, des plus agités, bavardant sans arrêt, quittant constamment leur place pour danser, sauter ou se battre avec leurs camarades.

Hyosciamus : est encore plus caractéristique de cet enfant qui ne peut s'empêcher de «faire le clown», de distraire toute la classe, même s'il est rejeté tout au fond. Non seulement il ne suit pas la classe mais il fait tout ce qu'il peut pour que personne ne puisse la suivre. La seule solution est de le mettre à la porte… mais il est très capable de rentrer par la fenêtre.

Le trac

Voilà le cas de certains enfants qui ne sont pas constamment terrorisés par l'école, mais qui le sont dans les moments où il faut entrer en **compétition** avec les autres, pour matérialiser ses capacités. Qu'il s'agisse de contrôles de connaissances, de compositions, d'examens ou de concours, l'écolier ou l'étudiant émotif perd tous ses moyens **tant il a peur d'échouer.**

Bon sujet par ailleurs, ou tout au moins sujet moyen, il se trouve très handicapé dans les cas où tout dépend d'une épreuve particulière, ou de la moyenne des notes de composition. Certains redoublements de classes, certains échecs au baccalauréat ou à un concours ne sont explicables que par cette **hyperémotivité.**

L'homéopathie apporte souvent une excellente solution à ces cas mais encore faut-il bien choisir son remède :

Gelsemium : est le plus souvent indiqué mais il faut que les symptômes concordent : le trac s'accompagne généralement de coliques, voire de véritables diarrhées, au moins d'envies plus fréquentes d'uriner. L'inhibition intellectuelle au moment de répondre ou d'écrire est accompagnée de sécheresse de la bouche et de tremblements. L'idéation devient anarchique, toutes sortes de réponses apparaissent en même temps à la conscience sans qu'aucune ne soit exprimée.

Aconitum : sera à donner à l'émotif qui dit avoir des battements de cœur. Il est obnubilé par son cœur qui bat à tout rompre au point de croire qu'il va se trouver mal, qu'il va tomber en syncope. Il ne peut plus se concentrer sur le sujet demandé tant il a peur physiquement d'en mourir.

Anacardium : conviendra à l'enfant dont l'émotivité est essentiellement provoquée par un manque total de confiance dans sa mémoire. Au moment de s'exprimer il ne se souvient plus de rien et a plutôt tendance à dire ou à écrire l'inverse de ce qui lui vient immédiatement à l'esprit. Dans une dictée par exemple qui serait faite correctement à la maison, ces enfants font des fautes en corrigeant leur première rédaction tant ils sont persuadés qu'ils ont fait une erreur.

Aethusia cynapium : sera quelquefois le remède des étudiants surmenés, qui ont exagérément travaillé en prenant sur leur sommeil. Ils arrivent à l'examen complètement épuisés, pâles, livides. Au moment où le texte de l'épreuve est dicté ou lu c'est le «trou noir», le vide intellectuel total. Ce n'est pas l'abondance des solutions qui les paralyse, mais une absence totale. Ils s'effondrent en larmes et doivent partir.

La prescription de ces remèdes sera généralement préventive : personnellement, j'avais l'habitude de les conseiller en dose 15 CH : la moitié de cette dose à prendre le soir, la veille de l'examen ou de l'épreuve, l'autre moitié immédiatement avant le départ. Si les épreuves se prolongent pendant plusieurs jours il peut être nécessaire de continuer les prises chaque matin pendant cette période.

Les troubles du sommeil

Nous avons vu que le nouveau-né peut quelquefois être atteint de somnolence exagérée. Ce n'est pratiquement jamais le cas du grand enfant et les troubles du sommeil consistent presque toujours en :
— insomnies,
— cauchemars ou terreurs nocturnes,
— somnambulisme,
— ou mouvements involontaires comme les bercements, roulements de tête ou autres.

Les insomnies

Elles consistent soit en une **difficulté d'endormissement,** soit en **réveils fréquents**, très rarement en **insomnie complète,** c'est-à-dire en suppression totale de la capacité de dormir.

■ **Les insomnies causées par la douleur ou un malaise :**
— **les unes sont de cause évidente :** fièvre, otite, rages de dents, coliques, toux, etc... Elles ne sont que la conséquence d'une maladie qu'il faut soigner dans son ensemble.
— **les autres seront à découvrir :** la faim chez un tout petit, la soif, le fait d'être mouillé ;
— **la peur du noir**, la peur d'être seul, la peur de se trouver abandonné, la peur de rêver et de revoir les cauchemars des autres nuits. Le remède de l'insomnie sera la suppression de sa cause.

■ **Les insomnies par surexcitation :** elles concernent surtout les enfants entre un et trois ans. Elles ont presque toujours une **cause psychologique ou héréditaire.** Tous les enfants qui ont des difficultés affectives ne souffrent pas d'insomnies. Ceux qui en ont, ont probablement des parents dont le sommeil est également fragile.

Il n'existe aucun médicament homéopatique qui ait une action somnifère ou tranquillisante dans le sens que l'on donne aux remèdes allopathiques.

On peut tout au plus espérer favoriser le retour à un état de sommeil plus normal, si on arrive à discerner la cause du trouble et à la supprimer comme nous l'avons dit pour les troubles nerveux ou caractériels. Il est donc inutile de les passer à nouveau en revue, d'autant plus que le trouble du sommeil est alors très souvent associé aux manifestations caractérielles ou aux difficultés scolaires dont nous avons déjà parlé.

Je donnerai seulement une mention particulière à deux types d'insomnies très fréquentes.

■ **L'insomnie du jeune enfant récemment mis en crèche,** en garderie ou à l'école maternelle parce que sa mère a repris un travail après ses couches. L'enfant refuse de dormir pour rester près de sa mère soit en hurlant de façon qu'elle reste auprès de son berceau, soit en se levant chaque nuit pour la rejoindre dans son lit. Il y a là une sorte de compensation de carence affective dont l'enfant n'est pas responsable. Il est bien souvent impossible de le rééduquer par aucune méthode éducative ou coercitive. Les somnifères sont presque toujours inefficaces si on veut les maintenir à des posologies non dangereuses. L'homéopathie ne peut rien faire non plus.

■ **L'insomnie de cause scolaire :** l'enfant se trouve occasionnellement surmené par la préparation d'examens ou de compositions ou simplement par les exigences exagérées de ses parents ou professeurs.

Nux Vomica : pourra aider l'enfant à condition de revenir à un rythme de travail plus acceptable, dans les cas où il devient également très nerveux, irritable ; surtout s'il se plaint de douleurs d'estomac ou de ventre avec constipation, et besoins inefficaces.

Cocculus : conviendra peut-être mieux pour ceux qui ont été obligés de veiller très tard. C'est le manque de sommeil qui provoque l'insomnie. La fatigue nerveuse peut également se traduire par des vertiges.

Arsenicum : sera à donner si après l'un des précédents remèdes les insomnies s'aggravent et s'accompagnent d'un état dépressif avec amaigrissement, mauvais état général et anxiété.

■ Quelques cas très particuliers d'insomnies pourront plus rarement indiquer :

Capsicum : sera à donner si l'insomnie est due à une séparation d'avec la famille pour un départ en colonie de vacances ou à l'étranger. Ce sera le meilleur remède si l'enfant a «le mal du pays».

Coffea : conviendra surtout si l'insomnie est provoquée par une joie excessive : l'approche d'une fête, l'attente ou la réception de très beaux cadeaux, d'une récompense importante.

Gelsemium : sera à donner si l'enfant s'attend à un événement inquiétant ; c'est le remède du trac des examens s'il provoque des insomnies et aussi des coliques, des palpitations de cœur.

Ambra grisea : sera le remède de ceux qui ne peuvent s'endormir tellement ils redoutent l'insomnie. L'enfant tombe littéralement de sommeil avant de se coucher, mais ne peut plus s'endormir dès qu'il est dans son lit.

Conium : conviendra aux réveils nocturnes provoqués par des sudations exagérées, sans cause particulière.

Dans tous ces cas, le remède sera donné une seule fois à raison d'une dose en 15 CH, une heure avant le repas du soir.

Il ne sera à renouveler que si les troubles réapparaissent après un mieux plus ou moins durable. Il conviendra alors de les donner d'abord à la même dilution, ou à une dilution supérieure, 24 ou 30 CH, si la même dilution ne donne aucun résultat.

Les cauchemars et terreurs nocturnes

Ce sont des phénomènes très impressionnants dans certains cas. Ils sont généralement consécutifs à un événement de la journée précédente : jeux trop violents, frayeur, contrariété, punition ou tout simplement spectacle violent de cinéma ou de télévision.

L'enfant se met à hurler, le plus souvent dans son premier sommeil. Tantôt il ne fait que s'agiter mais il lui arrive de se dresser dans son lit, assis ou debout. Tantôt il s'éveille aussitôt et se calme rapidement. Mais quelquefois son rêve continue alors qu'il semble éveillé : il a les yeux ouverts mais ne reconnaît personne et semble au contraire voir quelque chose d'horrible qu'il repousse violemment. En fait il repousse tous ceux qui essaient de l'approcher, de l'éveiller ou de le rassurer. Il faut de longues minutes avant qu'il ne sorte réellement de son sommeil pour se mettre à pleurer de bon cœur.

> **Kalium bromatum :** sera un bon remède pour la tendance aux cauchemars simples mais souvent répétés, chez des enfants qui n'ont pas d'autres problèmes psychologiques importants.
>
> **Strammonium :** fait merveille pour ceux qui ont précisément de véritables terreurs nocturnes avec rêve persistant, gestes violents, hurlements, etc...

Ces remèdes seront à essayer à raison d'une seule prise en 15 CH soit immédiatement après un cauchemar, soit le matin suivant, à jeun. Ne répéter qu'après la réapparition des cauchemars.

Le somnambulisme

Il s'agit rarement d'un trouble accidentel et passager. On retrouve le plus souvent une **tendance semblable chez l'un des parents.** Il correspond donc à un état constitutionnel et son traitement nécessite généralement une enquête très complète destinée à établir un **traitement de fond de longue durée.**

Dans quelques cas, rares, dans lesquels les promenades nocturnes sont apparues à la suite d'une frayeur : **Aconitum et surtout Opium** en feront passer rapidement la tendance.

Si c'est une affaire familiale il sera certainement nécessaire de recourir à des médicaments beaucoup plus profonds comme **Natrum muriaticum, Phosphorus, Calcarea, Silicea ou Sulfur**, mais en fonction d'ensembles symptomatiques caractéristiques du sujet.

Le bercement spontané

C'est là un comportement assez fréquent de l'enfant qui s'endort, le soir dès le coucher, ou au milieu de la nuit à l'occasion de demi-réveils.

Certains roulent leur tête d'un côté à l'autre de l'oreiller. D'autres se mettent à genoux et frappent leur tête d'arrière en avant contre l'oreiller et surtout contre la tête du lit. Celui-ci arrive progressivement à se déplacer s'il n'est pas situé contre un mur. Le bruit ainsi provoqué est souvent très violent mais semble aider l'enfant à s'endormir.

Ces comportements sont difficiles à interpréter et à comprendre mais ils représentent très probablement un équivalent du bercement nécessaire à certains enfants dans la toute petite enfance. A partir du moment où le bercement ne vient pas de l'extérieur, l'enfant trouve un moyen personnel de le remplacer. Il y a donc à la fois **régression affective** avec besoin de conserver les habitudes de nourrisson et **recherche de sensations particulières** comme peuvent les donner les mouvements plus ou moins violents de la tête.

La thérapeutique est difficile. Il n'y a pas pour cela de remède miracle. Là encore il faut étudier l'ensemble symptomatique de ces sujets pour tenter de les rééquilibrer sur tous les plans.

Les coups et blessures

Les contusions, les ecchymoses et les bosses

C'est ce qui résulte d'un choc, sans qu'il y ait lésion de la peau, mais avec meurtrissure sous-cutanée et généralement formation d'une zone d'enflure, avec ou sans épanchement de sang.

Il y a aspect «meurtri» avec quelquefois érosions superficielles ou aspect bleuâtre, comme s'il y avait du sang en profondeur. L'enflure est surtout visible au niveau du visage et du crâne, sous forme de véritables bosses plus ou moins saillantes.

Vous devez faire appel à un médecin

S'il y a la moindre possibilité de lésion plus profonde, surtout dans la région abdominale, crânienne et thoracique, soyez prudents.

Vous pouvez essayer de soigner ces cas vous-même

— Si vous êtes certain qu'il n'existe pas de lésion plus profonde (os cassé, ou lésion d'organe)

— Si la douleur ressentie n'est que superficielle, et si les mouvements du membre atteint sont normalement possibles.

Ce que vous devez observer

■ **Aspect de la lésion :**
— son étendue,
— la zone concernée : tête, membre, thorax, abdomen…,
— vous devez apprécier l'état de ce qui se trouve sous la contusion : crâne, os, organe…,
— ou bien une sensation de fluctuation sous la peau (comme s'il y avait un liquide dans une partie décollée).

■ **Importance du traumatisme :**
— circonstances,
— intensité du choc.

■ **Douleur :**
— est-elle proportionnée ou non avec les lésions visibles ?
— l'enfant éprouve-t-il une douleur au fonctionnement de l'organe ou de la partie sous jacente ?

■ **Autres manifestations :**
— perte de connaissance,
— vomissements,
— pâleur anormale,
— pouls trop rapide et peu perceptible.
— comportement : cris, somnolence.

Quelques remèdes de contusions simples

Arnica : convient dans la majorité des cas : localement sous forme d'application de « Teinture-Mère d'Arnica » : 10 gouttes dans la valeur d'un verre d'eau, pour imbiber une compresse : et la maintenir sur la contusion par un bandage. Mais il faut également donner le remède par voie buccale, en granules homéopathiques.

Conium : sera peut être indiqué après Arnica s'il se forme une zone d'induration autour de la partie lésée.

Sulfuric Acidum : à donner si l'accident est accompagné d'un certain état de choc, avec grande fatigue générale, tendance syncopale.

■ **Selon la localisation de la contusion, il faudra préférer :**

Ledum Palustre : pour «l'œil au beurre noir», c'est-à-dire pour les contusions du pourtour de l'œil, sans lésion du globe lui-même, ni de la cornée.

Symphitum : à donner au contraire, si le blessé se plaint surtout de l'œil lui-même (type : balle de tennis reçue sur l'œil). A donner en attendant de voir un ophtalmologue en urgence car il peut y avoir une lésion interne.

Hypericum : pour les doigts écrasés dans une porte, une portière d'auto ou par un coup de marteau.

Ruta : pour la contusion du devant du tibia, où la peau est la plus mince, et où le choc a provoqué une souffrance du périoste (ce qui est très douloureux).

Les plaies cutanées

Il s'agit généralement de coupures par instrument tranchant (couteau ou scie) ou de piqûre par clou ou aiguille. La peau est atteinte sur une longueur plus ou moins grande et à une profondeur variable. Elle est plus ou moins polluée.

Les morsures de chien ou **les écrasements** sont plus graves.

Vous devez appeler le médecin

■ **Pour une plaie profonde** (supérieure à un ou deux centimètres), il est préférable de faire appel à un médecin qui fera une suture au fil ou aux agrafes, après avoir désinfecté et nettoyé la plaie.

■ **Pour les plaies contuses** (dues à un écrasement).

■ **Pour une plaie souillée,** où l'on voit encore des débris de vêtements, de bois, de poussière, il faut d'abord faire un nettoyage minutieux. La fermeture en première intention est à décider selon l'importance des pollutions, par le praticien.

Vous pouvez soigner vous-même

— les cas légers : les plaies minimes
— les plaies non infectées,
— les plaies non pénétrantes,
— dans l'attente du médecin, les plaies importantes souillées ou pénétrantes.

Quelques remèdes des plaies

Hypericum : sera préférable pour les plaies des mains et des doigts, ou de toute autre zone riche en terminaisons nerveuse comme les organes génitaux, la plante des pieds, les oreilles, les paupières, etc...

Ledum : pour les plaies pénétrantes par clou ou poinçon (ou poignard) desquelles il s'écoule très peu de sang noir.

Calendula : pour les plaies contuses, à bords déchirés et souvent souillées par des corps étrangers.

Staphysagria : pour les coupures de couteau franches et nettes, mais cependant douloureuses, ainsi que pour les douleurs cicatricielles, après une opération chirurgicale.

Le **sérum antitétanique** ou un **rappel de vaccin antitétanique** reste indiqué, quel que soit le traitement adopté si l'enfant n'est pas à jour de ses vaccinations, c'est-à-dire :
— plus d'un an après les trois piqûres, s'il n'y a pas eu de rappel,
— plus de cinq ans après le dernier rappel.

Dans les cas où la vaccination a été contre-indiquée, pour une raison importante où si elle risquait d'être dangereuse, on pourrait essayer d'y suppléer par un biothérapique :

Tetanotoxinum 5 CH : donné en plus du remède indiqué pour la lésion, à raison de trois granules par jour, au coucher, pendant 15 jours.

L'injection systématique de sérum antitétanique à tout blessé n'est justifiable que dans les cas où l'on ignore tout de l'état des vaccinations légales.

Si vous êtes présent vous-même à l'hôpital ou à la clinique où l'on a admis votre enfant blessé, et si vous pouvez fournir la preuve que les vaccinations sont correctes ou interdites, vous pourrez vous opposer à cette injection de sérum.

Si vous ne pouvez pas fournir cette preuve au moins dans les deux ou trois jours suivants, le médecin qui aura pris en charge l'enfant pourra passer outre, ou vous faire signer une décharge, pour écarter la responsabilité personnelle d'une complication ultérieure.

Les piqûres d'insectes

La manifestation habituelle d'une piqûre d'insecte est généralement sans gravité et peut être soignée par un **traitement local.**

S'il s'agit de moustiques, de puces ou de punaises, le seul inconvénient est la démangeaison et une certaine enflure locale, surtout visible au visage. Le meilleur traitement est la **prévention :** mousticaire autour du berceau ou du lit, **traitement antiparasitaire** des animaux familiers ou, éventuellement de la literie.

Les piqûres de taon, en été, à proximité des troupeaux de vaches, peuvent donner de larges plaques œdémateuses et douloureuses : on pourra soulager l'enfant avec des applications locales de compresses humides additionnées de **Teinture de Calendula T.M.** et donner quelques granules de **Ledum Palustre 5H.**

S'il s'agit **de guêpes ou d'abeilles,** le problème thérapeutique peut être plus sérieux : selon le nombre de piqûres et selon la réaction personnelle du sujet.

Si, dans la plupart des cas ce genre d'agression est bien toléré et ne provoque qu'une douleur locale très violente suivie d'une plaque d'œdème persistante, il arrive quelquefois que le venin provoque une **réaction générale grave :** une sorte de choc toxique, avec hypotension, état syncopal et défaillance cardiaque pouvant entraîner la mort.

Une telle réaction n'est pas prévisible lors d'une première piqûre. **Il faut donc être vigilant** si l'enfant devient anormalement pâle, s'il demande à rester couché, s'il transpire beaucoup, s'il a des nausées ou des vomissement.

Vous n'aurez certainement pas le temps d'appliquer une thérapeutique personnelle et la seule chose à faire est de le transporter d'urgence dans un centre hospitalier où il pourra être admis dans un service de réanimation.

Si cet état de choc ne se produit pas, le pronostic des

piqûres d'abeille ou de guêpe est bon.

Il faudra probablement soulager le patient avec les mêmes applications locales de **Calendula** que nous avons indiqué pour les taons. Si l'on ne possède pas ce médicament on peut avoir un bon résultat avec des pommades ou des crèmes à la cortisone.

Quelques remèdes pour les piqûres de guêpe

Apis Mellifica : conviendra si l'enflure est particulièrement étendue et épaisse (tout le visage paraît bouffi) ou toute une partie de membre semble infiltrée par une sorte de gélatine. Cet œdème est douloureux au moindre contact. Il est soulagé par les applications froides.

Cantharis : sera à donner s'il se forme sur la peau des bulles décollées, comme des brûlures avec rougeurs et douleurs encore plus vives.

Ledum Palustre : conviendra encore mieux si le pourtour des piqûres est hémorragique, s'il apparaît comme un «bleu» c'est-à-dire une ecchymose.

Tarentula Cubensis : sera à donner si l'œdème est non seulement très important mais dur comme de la pierre, tendu, violacé, énorme et horriblement douloureux. On a l'impression qu'il va se former un abcès.

Les piqûres des muqueuses de la bouche ou du nez doivent toujours être considérées comme graves et nécessitent le transport en milieu hospitalier, de toute urgence.

Les morsures de serpent

En France, les seuls serpents venimeux sont les **vipères.** Les réactions aux morsures de ces animaux sont imprévisibles et peuvent être dangereuses. Il y a donc toujours intérêt à **conduire l'enfant le plus rapidement possible en milieu hospitalier,** où il sera au moins sous surveillance médicale, même s'il n'a pas besoin de thérapeutique de réanimation.

Il faut toujours le transporter rapidement, sans le faire marcher, en le remuant le moins possible et en immobilisant le membre ou la partie atteinte, pendant le trajet.

Quelques remèdes des morsures de serpent

A donner selon :

■ **Le type de morsure**

□ *sa localisation :* plus elle est proche de la tête plus elle est dangereuse, dit la rumeur publique. C'est probablement vrai.

□ *son aspect :* couleur, rougeur, lividité, ecchymoses spontanées, sang noir s'échappant de la morsure.

□ *les douleurs provoquées*

■ **L'état général :** pâleur, cyanose du visage, pouls, sueurs, peau : normale ou froide et moite.

Si l'on a ces remèdes dans une trousse d'urgence on pourra donner deux granules toutes les 10 minutes soit de :

Lachesis 5H : qui sera indiqué surtout si les symptômes généraux sont graves avec état stuporeux ou syncopal, signes d'intoxication générale grave.

Ledum palustre 5H : sera à donner si les symptômes locaux prédominent, avec enflure énorme, ecchymoses et lividités tout autour de la morsure, douleurs très violentes, avec un assez bon état général.

Quel que soit le traitement mis en œuvre en milieu hospitalier, on pourra continuer ces remèdes, ou remplacer l'un par l'autre selon l'évolution, mais en évitant de les mélanger ou de les alterner. Les prises pourront alors être plus espacées : toutes les 6, 12 ou 24 heures, selon la gravité des symptômes.

Les brûlures

Toute leur gravité tient à la **surface atteinte** plutôt qu'à la **profondeur** des tissus brûlés. Une brûlure, même superficielle, atteignant un quart de la surface du corps est très dangereuse, et elle l'est plus qu'une brûlure profonde mais très localisée.

Les séquelles lointaines dépendent de la profondeur des lésions par les réactions et les pertes de substance définitive qu'elles entraînent. Dans ces cas, les surinfections sont également très dangereuses, mais cela concerne le traitement local qui doit toujours être appliqué par un personnel qualifié.

Ce qui doit vous rendre prudent

— Une brûlure très étendue,
— Une brûlure très profonde.

Dans les cas graves, il faut consulter un médecin ou emmener votre enfant d'urgence dans un centre de soins.

Vous pouvez soigner vous-même une brûlure

— si elle est de peu d'étendue : un doigt, une main, un avant-bras, une petite surface du visage et du cou, etc...,
— si elle est encore recouverte de peau, même enflée et bulleuse,
— si elle n'entraîne pas de fièvre dans les heures suivantes,
— si vous pensez pouvoir le faire.

Quelques remèdes de brûlures simples

Panser localement avec une gaze imbibée de vaseline goménolée, avec un tulle gras à maintenir sous pansement fermé à ne plus toucher les jours suivants si tout va bien. Et donner en plus :

Arsenicum : si les douleurs sont très vives, accompagnées d'anxiété et d'agitation. L'enfant ne peut pas rester en place et pleure sans arrêt. Il ne sait pas dormir la nuit et ne se repose un peu que le jour. Pour les brûlures déjà profondes avec danger de mortification tissulaire.

Cantharis : sera le remède le plus fréquent, surtout s'il existe de gros décollements épidermiques pleins de liquide formant des bulles. La douleur brûlante est importante, mais supportable.

Rhus Tox : pour les formes les plus superficielles, dans lesquelles la peau est seulement rouge et un peu enflée, sans décollement épidermique. La douleur est rapidement remplacée par une sensation de démangeaison.

Les coups de soleil

Ils sont à envisager exactement comme des brûlures. Ils ne relèvent qu'exceptionnellement d'Arsenicum mais plutôt de **Rhus,** de **Cantharis** ou de **Belladonna.**

Les entorses et les foulures

Il s'agit là de **traumatismes articulaires.**

■ **La foulure** est la plus simple : il y a eu *tiraillement exagéré sur une articulation,* mais sans déchirure de ligaments ni arrachements osseux. L'articulation a été seulement forcée : il ne se produit même pas d'enflure notable, seule est présente une douleur plus ou moins vive au mouvement de cette articulation qui rend maladroit s'il s'agit du membre supérieur, qui fait boiter s'il s'agit du membre inférieur. Si dans les 24 heures qui suivent l'accident il n'apparaît ni enflure, ni ecchymose, il est très probable que tout rentrera dans l'ordre.

Il n'y a pas lieu d'immobiliser le membre. Il est même conseillé de continuer une activité normale pour faciliter la récupération.

■ **L'entorse :** comporte une *déchirure ligamentaire.* La douleur est donc encore plus vive et s'accompagne toujours d'enflure importante. Une radio est presque toujours nécessaire, car il est quelquefois difficile de savoir s'il s'agit d'une foulure, d'une entorse ou s'il y a fracture vraie, fissuration ou arrachement osseux parcellaire associé.

Ce qui doit vous rendre prudent

— un traumatisme important,
— une douleur particulièrement forte,
— une impossibilité totale de bouger l'articulation,
— une ecchymose,
— une douleur qui semble concerner les parties osseuses proches.

Vous pouvez soigner vous-même

— les cas notoirement simples avec peu ou pas d'enflure, douleur modérée, mouvements possibles;
— les cas plus graves, car les chirurgiens ne donnent généralement pas de médicaments après leurs propres soins qui consistent généralement en : vérification radiologique, simple bandage ou immobilisation en gouttière, plâtre plus ou moins important.

Il est donc toujours possible de prescrire une thérapeutique médicale qui, en homéopathie, sera fondée sur les symptômes du malade plus que sur l'importante ou l'étendue des lésions.

Leur localisation donne aussi certaines indications préférentielles. L'expérience des praticiens a en effet montré que certains remèdes agissaient mieux sur certaines parties du corps que d'autres.

Ce que vous devez observer pour choisir un remède

En plus de la localisation des lésions, ce qui est évident, la douleur peut être constante, lancinante et indiquera **Arnica.**

Elle peut être seulement aggravée par le moindre mouvement, la moindre mobilisation; ce sera **Bryonia.**

Elle peut être au contraire soulagée en se déplaçant : le blessé demande à marcher dans sa chambre, même sans toucher le sol avec son membre malade, ce sera **Rhus Toxicodendron.**

Si la douleur est battante, pulsante et aggravée par le moindre choc, il faudra peut être préférer **Belladonna.**

Après ces premiers remèdes qui peuvent convenir pour toutes les localisations, si les douleurs persistent plus de deux ou trois jours, il faudra probablement une seconde prescription, selon la localisation.

Ferrum Muriaticum : pour l'*épaule* surtout lorsque les douleurs se prolongent longtemps après l'accident.

Ruta : pour les *poignets* et les *mains* dès le moment de l'accident.

Calcarea Carbonica : à donner si la douleur aux *poignets* ou aux *mains* tend à persister.

Kreosotum : est très recommandé pour le *pouce*.

Rhux Tox : reste le meilleur remède du *genou* et de la *hanche*.

Ledum : pour la *cheville* si l'ecchymose est importante,

Bellis Perennis : à donner après Arnica, si le soulagement de la *cheville* n'est pas rapide.

Valerianna : si la *cheville* est moins douloureuse en marchant.

Les fractures et fêlures osseuses

Elles nécessitent toujours un **contrôle médical et radiologique.**

Le plus souvent il faut pratiquer la réduction et l'immobilisation. Quelquefois une intervention chirurgicale sera nécessaire, selon le siège et la gravité des lésions.

Il en est, que l'on laisse se consolider seules (petit orteil, côtes, fissures crâniennes sans lésion interne) l'immobilisation étant réalisée par le simple repos.

Chez l'enfant, la fracture des **os longs** est souvent une **fracture sans déplacement**, l'os, relativement mou, se cassant comme du bois vert. Il plie, la partie dure est rompue, mais est maintenue en place par l'enveloppe de l'os : le périoste.

La consolidation est d'autant plus aisée et l'immobilisation peut être moins longue que chez l'adulte.

Quelques remèdes des fractures et fêlures

■ **Dans les premiers jours de l'accident :** ils seront les mêmes que ceux dont nous avons parlé pour les entorses.

■ **Après 6 à 8 jours et pendant toute la durée de l'immobilisation,** on peut aider la réparation osseuse avec :

Symphitum : surtout pour les fractures ouvertes, il favorise la cicatrisation superficielle et la soudure des os. Dans les cas les plus douloureux. A donner en 5 H, trois granules tous les soirs.

Calcarea Phosphorica : pour activer la formation du cal, si la consolidation spontanée tarde à s'effectuer. A donner de la même façon que Symphitum.

Cas particulier : la dent cassée

Très souvent, un enfant se fracture une dent, en tombant bouche ouverte, sur le sol ou sur un objet.

Deux cas peuvent se présenter :

■ **S'il s'agit d'une dent de lait** (première dentition) : la dent peut être franchement cassée à sa base, la racine restant en place. Il ne faut rien faire. La dent peut être encore présente, simplement rattachée à la gencive par quelque lambeau : il vaut mieux finir de l'extraire et ce sera peut-être l'affaire d'un dentiste. La dent peut avoir été enfoncée plus profondément dans son alvéole : elle doit être respectée dans sa nouvelle position.

■ **S'il s'agit d'une dent définitive :** elle peut avoir été fracturée seulement à l'extrémité de sa racine : elle est ébranlée et douloureuse, mais il faut la laisser en place. Elle peut parfaitement se consolider. Elle perdra simplement sa couleur blanche pour devenir jaunâtre par la suite. La fracture peut aussi être complète : s'il reste une racine visible, elle servira peut-être par la suite à l'installation d'un pivot de prothèse.

Dans tous les cas, on peut donner **Arnica** pendant quelques jours. Ce remède évitera probablement une surinfection de l'alvéole et favorisera la consolidation.

S'il existait une douleur très violente, de type névralgique, due à la lésion du filet nerveux qui accompagne chaque dent, on pourrait dans certains cas préférer : **Hypericum.**

Les traumatismes crâniens

Les enfants se font souvent des bosses sur la tête pendant leurs jeux ou par imprudence.

Trois granules d'**Arnica** faciliteront la résorption de l'hématome superficiel.

Je ne veux pas parler ici des traumatismes plus importants qui peuvent aller de l'hématome sous-cutané à la fracture du crâne, en passant par l'hémorragie sous-durale (entre les os du crâne et le cerveau), les états de commotion cérébrale, dans lesquels il y a eu ébranlement, sans lésion du cerveau, la contusion cérébrale dans laquelle la substance du cerveau a été lésée par atteinte directe ou par hémorragie interne.

La simple énumération de ces cas fait facilement comprendre qu'aucun ne relève d'une thérapeutique familiale exclusive.

Je ne puis ici donner que quelques indications qui permettront peut-être aux parents d'apprécier la gravité des lésions et l'urgence d'une hospitalisation.

Ce qu'il faut savoir observer

■ **L'état de vigilance de l'enfant :**
— il y a ou non perte de connaissance,
— si elle a eu lieu, en préciser la durée,
— noter si elle a été immédiate,
— ou si elle est survenue seulement un certain temps après l'accident.

■ **La lésion crânienne apparente :**
— *si elle est ouverte*, l'os paraît normal : il peut ne s'agir que d'une plaie du cuir chevelu,
— ou bien l'os paraît enfoncé,
— s'il y a état de choc ou coma,
— *traumatisme fermé :* hématome superficiel, ou fissure sans enfoncement peuvent ne donner aucun malaise.

■ **Les autres symptômes :** vomissements, convulsions sont des symptômes indiquant l'urgence des soins.

Quelques remèdes de traumatismes crâniens

Dans les cas bénins, pendant le transport à l'hôpital, ou en attendant l'arrivée du médecin, il est toujours possible et souhaitable de donner :

Arnica : si l'enfant reste conscient et est simplement contusionné avec bosse ou hématomes.

Cicuta Virosa : s'il y a des symptômes de contusion cérébrale avec perte de connaissance, signes convulsifs.

Hypericum : si l'on craint une commotion cérébrale.

Helleborus : s'il y a coma, confusion, somnolence exagérée.

Natrum Sulfuricum : conviendra surtout dans les suites du traumatisme si l'enfant conserve des maux de tête ou des séquelles générales. C'est un excellent remède de convalescence pour éviter les complications tardives.

Les traumatismes génitaux

Ils sont fréquents, chez l'enfant, à la suite de chute dans la position « à cheval » sur des objets durs, ou par coup de pied, en se battant ou en jouant.

Sauf ecchymose très superficielle, un contrôle médical est presque toujours nécessaire pour s'assurer qu'il n'existe pas de lésion vaginale profonde, chez une petite fille, une lésion testiculaire chez un garçon.

Dans tous les cas, et quelle que soit la conclusion chirurgicale on donnera le plus souvent :

Arnica : s'il y a eu contusion avec hématome plus ou moins important.

Hypericum : si la douleur est très violente dans les parties molles : gland, testicules ou lèvres. Je l'ai souvent donné après avoir effectué un petit décollement d'adhérence préputiale, cas fréquent chez le petit garçon, qui ne nécessite pas toujours une véritable intervention chirurgicale.

Le surmenage musculaire

Cela va des **courbatures** après les premières séances de gymnastique scolaire, jusqu'aux **états fébriles** provoqués par des épreuves sportives, ou des efforts excessifs.

Arnica : peut être donné préventivement, avant les séances sportives et en tout cas au moment des courbatures qu'il soulage vite.

Rhus Tox : fera mieux encore s'il s'agit de courbatures vertébrales et si la douleur s'atténue par le mouvement.

Bellis Perennis : est très voisin d'Arnica : il faut le donner si ce dernier n'agit pas bien. Plus spécialement pour les courbatures de la paroi abdominale, des cuisses.

Les pertes de sang et les hémorragies

■ **Si le sang est rouge vif et sort par saccades :** il s'agit d'une *lésion artérielle* qu'il faudra certainement suturer.
□ **En attendant :**
— *si c'est au niveau d'un membre*, il faut **garrotter** fortement, mais pour peu de temps, à la racine du membre,
— *si c'est dans une partie du corps,* faire un **pansement très compressif**, ou, à l'extrême, essayer de **boucher l'orifice de la plaie** au besoin avec le doigt ou la main, jusqu'à l'arrivée du médecin ou pendant le transport à l'hôpital.

■ **Si le sang est plus sombre et s'écoule sans à-coups :** il s'agit d'hémorragie veineuse ou « en nappe ».
□ **En attendant** le praticien, ou pendant le transport, appliquer un **pansement compressif** si cela est possible et donner :

Calendula : s'il s'agit d'une plaie contuse, mâchée.

Carbo Vegetabilis : si le sang est noir et le blessé très pâle et choqué.

Lachesis : s'il y a hémorragie avec état de choc, agitation, désir d'air frais, si l'enfant se plaint d'avoir trop chaud.

Crotalus Cascavella : venin de serpent très voisin de Lachesis. Pour des hémorragies prolongées mais sans la sensation de chaleur typique du remède précédent.

Phosphorus : à des sujets maigres et fatigués. Il a peur de mourir, est angoissé, ne veut pas rester seul.

Sanguisuga : pour la tendance habituelle aux hémorragies (syndrome hémophilique) ou pour des saignements anormalement prolongés malgré les médicaments précédents.

Les urgences ou situations inquiétantes

J'ai réuni, ici, quelques cas particuliers, où les familles se trouvent brusquement confrontées à une situation inquiétante et devant laquelle elles se trouvent généralement désemparées.

Certains cas sont effectivement la manifestation de quelque chose de dangereux. D'autres ne le sont pas.

Aucun n'est immédiatement grave. Il est toujours possible de faire quelque chose avant que la vie de l'enfant ne soit en danger.

Il ne faut jamais s'affoler, on a toujours le temps d'agir efficacement, ne serait-ce que pour transporter le malade dans un centre de soins spécialisé.

Les empoisonnements et les intoxications

Voilà une urgence fréquente.

Un enfant, en jouant, a été attiré par tel liquide qui lui semble être un sirop, ou tel **médicament** qui a l'air d'être un bonbon.

Il arrive aussi qu'il ait été intoxiqué par des **émanations de gaz** ou d'oxyde de carbone, par un autre produit chimique ou enfin par une **eau** ou un **aliment** pollué.

Le cas est toujours inquiétant, même s'il n'existe pas encore de symptômes dramatiques. Bien souvent les parents ne sont pas tout à fait certains que tel ou tel produit a été réellement absorbé, et en quelle quantité. L'enfant, s'il est jeune ne peut pas le préciser. Trouvant un flacon ou un tube vide entre ses mains, ils supposent qu'il a avalé tout ou partie de son contenu, ce contenu étant lui-même généralement méconnu.

Il est donc bien souvent difficile de faire la part des choses et d'évaluer le risque réel que présente chaque cas, s'il n'existe pas encore de manifestations apparentes.

La première action sera donc d'interroger un **«Centre anti-poison»** dont vous aurez le numéro de téléphone par le service d'urgence de votre secteur. On vous indiquera les symptômes à surveiller et les manœuvres à pratiquer en cas de trouble : lavages d'estomac, hospitalisation, ou simple attente.

En attendant cette réponse, ou le moment d'agir selon ce qui vous aura été conseillé deux situations se présentent :

■ **Il n'existe pas de signe anormal :** l'enfant conserve son aspect habituel et il ne paraît pas affecté par ce qu'il a (peut-être) absorbé : il peut s'agir d'un temps de latence avant l'apparition des signes toxiques. Il se peut qu'il n'y ait pas réellement eu intoxication.

En précisant au centre anti-poison la **nature du produit** absorbé, vous saurez si vous devez ou non attendre pour voir apparaître quelque chose, et vous saurez quoi faire en attendant.

Il est inutile de donner un remède.

■ **Il existe des symptômes anormaux :** il peut s'agir de :
— nausées ou de véritables vomissements, de douleurs pharyngées ou abdominales,
— de pâleur importante ou au contraire de congestion ou de cyanose,
— d'agitation avec anxiété ou au contraire d'abattement, de torpeur ou de sommeil profond.

Il faut absolument appeler un centre anti-poison pour décrire ces symptômes, et donner le nom du toxique.

Il vous sera généralement facile de retrouver le flacon ou la boîte d'où est sorti le produit chimique ou le médicament responsable. Ne cherchez pas à savoir de quoi il est composé, **le simple nom du produit suffit** au centre toxicologique : on y connaît la nature de tous les produits pharmaceutiques ou ménagers et aussi ceux des insecticides et engrais.

Les spécialistes de ce centre vous conseilleront aussitôt. Sauf cas bénins, il est probable que l'on vous conseillera d'emmener votre enfant en milieu spécialisé, ne serait-ce que pour une mise en observation.

■ **Pendant le transport :** si l'enfant a des nausées, n'essayez surtout pas de les supprimer, mais au contraire essayez de favoriser de véritables vomissements au besoin en introduisant un doigt dans la bouche et en appuyant sur la base de la langue l'enfant étant maintenu assis ou penché en avant.

■ **Dans les cas les plus simples,** pour lesquels le centre anti-poison ne vous aura pas conseillé l'hospitalisation : il vous aura peut-être indiqué un traitement qu'il faudra suivre. Si l'on ne vous a rien dit, vous pourrez toujours faire prendre quelques granules de **Nux Vomica 5H,** qui convient à un grand nombre de poisons.

Les convulsions

Nous en avons déjà dit un mot en ce qui concerne **la fièvre**; c'est en effet le plus souvent à l'occasion de poussées dites «hyperthermiques» que l'enfant fait ses convulsions.

Mais il existe aussi des circonstances différentes d'apparition de cette manifestation toujours inquiétante pour la famille.

Il s'agit en effet d'une **manifestation nerveuse** dont l'origine se trouve dans le cerveau : pour des raisons très diverses, les centres moteurs cérébraux reçoivent une excitation anormale et exagérée qui provoque, dans tout ou partie des muscles du corps, une contracture et des spasmes plus ou moins continus.

La cause de cette excitation anormale va de la simple hyperthermie (comme nous l'avons déjà vu plus haut), aux maladies les plus graves comme les méningites, les abcès et les tumeurs, mais en passant par des causes plus chroniques, provoquées par des lésions cérébrales anciennes (après traumatismes de l'accouchement ou accident); il peut s'agir de troubles émotifs comme on le verra dans les spasmes du sanglot ou de troubles réflexes à point de départ intestinal ou digestif comme on le prétend dans les cas de verminoses, etc...

Il est donc tout à fait légitime de s'inquiéter de l'apparition d'une convulsion chez un enfant et d'alerter son médecin pour en connaître la cause.

Mais encore faut-il savoir de quoi on va lui parler car il est possible de confondre les vraies convulsions avec des états nerveux voisins ou vaguement semblables comme des tremblements localisés ou généralisés, de simples «crises de nerf», etc...

Les symptômes caractéristiques

■ **Une brusque perte de connaissance :** survenant généralement sans cause immédiate, les yeux sont soit fermés soit demi-ouverts, dans ce cas ils semblent être révulsés vers le haut.

■ **Un arrêt respiratoire avec raideur des membres et du corps :** bien souvent la colonne vertébrale est tendue vers l'arrière et la tête rejetée vers le dos. Il peut apparaître une écume à la bouche et le visage devient d'abord rouge, puis pourpre, puis bleuâtre.

■ **Des mouvements convulsifs :** après une demi à deux minutes (qui paraissent très longues) commencent les mouvements convulsifs qui consistent en secousses très courtes mais très fréquentes et très violentes de tout ou partie des muscles du corps : visage (avec grimaces, papillotement des paupières, etc...), des membres surtout, et quelquefois des muscles du tronc. A ce moment la respiration reprend plus ou moins bien son cours. Cet état se prolonge de façon variable : quelques minutes dans les meilleurs cas ; quelquefois plus longtemps, de 15 minutes à plusieurs heures avec des hauts et des bas dans les cas graves. Il y a généralement perte des urines.

■ **La fin de la crise se traduit par un sommeil profond :** avec inconscience dont il est possible de tirer l'enfant, mais la pâleur et la fatigue générale persistent une ou plusieurs heures.

Ce tableau clinique est donc très particulier et mérite l'appel d'urgence lorsqu'on y assiste pour la première fois.

Conduite à tenir en attendant le médecin

■ **Supprimer toute gêne vestimentaire :** desserrer les vêtements, découvrir le lit si l'enfant est couché, ou le sortir de son berceau pour l'installer sur un grand lit ou une table.

■ **Prendre sa température :** si elle dépasse 38,5 ou 39 : effectuer des bains tièdes ou des enveloppements frais (cf. page 41).

■ **Eviter les blessures :** au moment de la chute si l'enfant est debout et aussi pendant la période convulsive : il peut heurter les meubles et se blesser les membres ou la tête ; il peut se mordre la langue entre les dents (s'il en a). Pour éviter cela on arrive généralement à introduire entre les mâchoires un manche de cuillère en bois, un bouchon, ou tout simplement un mouchoir plié.

■ **Dans le cas d'une première crise,** le médecin vous conseillera : soit une **thérapeutique médicamenteuse** (le plus souvent allopathique avec Valium et antithermiques s'il y a de la fièvre), soit l'hospitalisation.

De toute façon il y aura très certainement dans les heures ou jours suivants des explorations nécessaires pour essayer de connaître la cause de ces manifestations.

■ **Dans le cas de crises déjà observées auparavant :** la famille a déjà une indication thérapeutique d'urgence à mettre en œuvre. Elle sait que faire lorsque les crises menacent ou commencent.

Ces convulsions à répétition dénotent une maladie chronique qu'il est généralement nécessaire de soigner. Il peut s'agir d'une simple **spasmophilie** souvent familiale, dans le cas des convulsions hyperthermiques pour lesquelles les examens cérébraux se sont trouvés négatifs. Cet état ne persistera que pendant la petite enfance (jusqu'à 3 ou 4 ans au plus tard) et un traitement homéopathique de fond peut être fort efficace pour les éviter.

Il peut s'agir d'**epilepsie,** on n'en connaît pas toujours la cause. Il y a alors quelque chance de voir cet état se modifier avec l'âge et sous l'effet de certains remèdes à long cours.

C'est un cas dans lequel les médecins homéopathes associent un traitement par pilules au traitement classique, en diminuant très prudemment, sous surveillance des électro-encéphalogrammes, les doses de médicaments anticonvulsivants. C'est là une situation difficile… mais possible si le praticien a une grande expérience.

Il vous indiquera probablement un médicament homéopathique,

— *soit préventif* en cas de fièvre,
— *soit curatif* dès le début des crises, associé ou non au traitement classique.

Les toxicoses ou choléra infantile

Je reviens ici sur une question qui aurait pu être envisagée en même temps que les diarrhées du nourrisson en général parce que cette forme grave de trouble digestif peut revêtir un caractère de brutalité qui en fait une urgence vraie.

Le mot toxicose traduit déjà un peu cet aspect d'empoisonnement : il s'agit d'un état toxique accompagnant une diarrhée.

Ce n'est pas une diarrhée consécutive à une intoxication alimentaire, mais c'est la diarrhée par elle-même qui occasionne une auto-intoxication dangereuse. Généralement provoquée par une infection (intestinale en été, grippale en hiver) une diarrhée brusque et importante déclenche un état de déshydratation rapide. Celle-ci entraîne un déséquilibre métabolique qui aggrave encore la diarrhée et les vomissements et menace tout l'organisme (cœur, cerveau, reins).

Plus l'enfant est jeune, plus les troubles graves s'installent rapidement. En une nuit, quelquefois, un bébé peut perdre cinq à six cent grammes de son poids en eau, et cela ne se manifeste pas toujours par des symptômes dramatiques. Il peut parfaitement ne pas souffrir (donc ne pas pleurer) et n'avoir plus la force de réclamer à boire.

Ce qui doit vous rendre prudent

■ **Toute diarrhée liquide** survenant chez un enfant fiévreux. La couleur des selles a très peu d'importance. Ce qui compte le plus c'est leur abondance (pas toujours facile à observer si ces selles sont pratiquement aqueuses) surtout chez un nourrisson (2 à 10 mois).

■ **Les vomissements** accompagnent presque toujours cette diarrhée dès son début. La moindre quantité d'eau ou de lait est aussitôt vomie.

■ **L'aspect du visage :** il devient grisâtre tant il est pâle. Le bébé est généralement trop calme, déjà inerte.

■ **Une perte de poids** de plusieurs centaines de grammes en quelques heures.

Premiers soins en attendant le médecin

■ **Sortir l'enfant de son lit** ou de son berceau pour qu'il se trouve plus aéré et éventuellement dans une atmosphère plus fraîche. Humidifier l'air en ouvrant quelque fenêtre éloignée de l'enfant ou en faisant bouillir de l'eau sur un réchaud.

■ **Baigner l'enfant** dans une eau tempérée, pendant 15 à 20 minutes.

■ **Faire boire l'enfant :** préparer un mélange d'eau ordinaire si le temps presse, de bouillon de carottes si vous le pouvez, avec, par cent grammes : un morceau de sucre et deux bonnes pincées de sel. Présenter ce mélange sans laisser l'enfant le boire gloutonnement, il le vomirait certainement. Ne le lui donner que cuillerée à café par cuillerée à café, mais alors toutes les 10 ou 20 secondes.

■ **Ne présenter aucun autre aliment** et surtout pas de lait.

■ **Peser le bébé** si vous avez encore une balance familiale et une référence de poids récente. La différence renseignera efficacement votre médecin pour l'aider à décider de ce qu'il conviendra de faire.

Le traitement

■ **L'hospitalisation d'urgence** dans les cas les plus importants et si le bébé est très jeune. Il est généralement indispensable de rétablir l'équilibre métabolique par des perfusions dirigées qui ne peuvent se pratiquer qu'en milieu spécialisé.

■ **Dans les cas moins graves,** surtout si les vomissements ne sont pas tout à fait constants, votre médecin essaiera peut être de réhydrater votre enfant par la bouche et vous prescrira certains remèdes : s'il s'agit d'antispasmodiques grastriques (antivomitifs) ils ont peu de chance d'être gardés, que ce soit par la bouche ou en suppositoires.

Il existe une solution homéopathique que votre médecin vous indiquera peut-être, ou que vous pourrez essayer de toute façon, soit en l'attendant, soit pendant le transport à l'hôpital : ajouter simplement dans la préparation sucrée et salée que je vous ai indiquée trois granules de :

Arsenicum Album 5H : si l'enfant a cet aspect toxique avec une expression d'angoisse, des selles malodorantes, un refroidissemnt des extrémités et même de tout le corps.

Veratrum Album : si les efforts de vomissements persistent même s'il vient de vomir. Si les selles sont en jet, comme une fontaine. Si, le corps étant glacé, il existe une vague transpiration froide sur le front. Le teint est livide.

Aethusia Cynapium : si l'on retrouve près de l'enfant de gros caillots de lait, résultats du vomissement du dernier biberon absorbé. Il a déjà un teint grisâtre avec couleur bleuâtre autour de la bouche et à la racine du nez.

Il m'est personnellement arrivé plusieurs fois de donner à une famille un bulletin d'hospitalisation et de leur demander d'attendre une heure avant de partir, en donnant l'un de ces remèdes. Presque chaque fois les vomissements ont cessé et l'état de l'enfant s'est suffisamment amélioré pour qu'il ne soit pas nécessaire d'utiliser le bon d'hospitalisation.

Sauf urgence... très urgente (ce qui est difficile à apprécier lorsqu'on n'a pas l'habitude de voir des enfants malades) on peut quelquefois se donner un **tout petit délai** pour essayer un tel traitement, mais il vaudrait mieux que ce soit sous la responsabilité d'un médecin que sous la vôtre propre.

Les vomissements acétoniques

Je sépare volontairement ce tableau clinique du chapitre consacré aux vomissements, car il y a là un état notablement plus grave que celui qu'occasionne le vomissement banal d'une indigestion ou d'une poussée de fièvre.

L'intolérance gastrique à tout liquide, pendant une période qui se prolonge quelquefois plus de 24 ou de 48 heures représente un danger certain. Il faut généralement intervenir en milieu hospitalier pour effectuer des perfusions dirigées, c'est-à-dire accompagnées d'une surveillance constante de l'état des composés chimiques du sang (Sodium et Potassium en particulier).

Caractéristiques de la crise

■ **Les vomissements persistants et constants** pendant plus de 24 heures, avec état nauséeux, efforts de vomissement même lorsque l'estomac est vide.

■ **Une haleine particulière et une odeur** qui ne ressemble que de très loin à celle de l'acétone, mais qui rappelle un peu celle de pommes aigres.

■ **Une atteinte profonde de l'état général :** l'enfant reste inerte dans son lit, plus ou moins somnolent ou avec une expression anxieuse. Son teint est très pâle, les yeux sont cernés ainsi que le tour de la bouche.

■ **Des douleurs abdominales** constantes ou survenant par crise. Il ne faut pas confondre ces crises avec un état fréquent chez l'enfant, survenant pour des causes très diverses et sans gravité. Bien souvent il présente une haleine particulière qui est en effet celle que l'on retrouve dans les crises acétonémiques que nous venons de décrire; mais il y manque tout ce qui en fait la gravité, c'est-à-dire la fréquence des vomissements et le mauvais état général.

Cela se produit quelquefois à l'occasion de troubles attribués aux parasites intestinaux (à tort ou à raison), à l'occasion de toute montée de fièvre, quelle qu'en soit la cause, à l'occasion de certains écarts de régime. Mais il ne faut pas parler dans ces cas de crises d'acétone comme on a une tendance à le faire.

Conduite à tenir en attendant le médecin

Uniquement dans les cas véritables et graves, le problème de la **deshydratation** est le plus important, mais il l'est un peu moins que dans les toxicoses parce qu'il s'agit d'enfants généralement plus grands.

On peut donc attendre plus sereinement l'arrivée du praticien en essayant de leur donner à boire par très petite quantité et très souvent de l'eau glacée, sans additif particulier sinon un peu de sucre et de sel.

Les remèdes homéopathiques seront glissés dans la bouche sous forme de granules à raison de un toutes les cinq minutes, ce sera soit :

Cuprum metallicum : si l'enfant présente une odeur métallique de l'haleine, s'il a le hoquet avant ou entre les vomissements; si l'on entend un bruit particulier de gargouillis lorsqu'il boit; s'il désire des boissons froides.

Phosphorus : si le vomissement se produit après chaque prise de boisson mais seulement lorsque celle-ci s'est réchauffée dans l'estomac. Il réclame des boissons glacées. Sa langue est sèche, brillante et généralement trop rouge. On trouve des filets de sang dans ses vomissements.

Iris Versicolor : si les vomissements sont très acides, s'ils brûlent la gorge et même la bouche, le tour des lèvres en est irrité. S'il est assez grand pour le dire l'enfant se plaint de violents maux de tête et de brûlures tout au long de son tube digestif.

Plumbum : si l'enfant se plaint de violentes coliques dans le ventre. Il a des besoins d'aller à la selle sans rien expulser. Son ventre est creux, rétracté. Etat général très mauvais, teint cadavérique.

La laryngite striduleuse ou faux croup

C'est un des tableaux cliniques les plus impressionnants pour des parents inexpérimentés. Ils ont nettement l'impression que leur enfant va trépasser dans les minutes qui suivent, tant la suffocation est dramatique.

Généralement au milieu de la nuit, sans préavis l'enfant se réveille en hurlant et appelle ses parents s'il est en âge de le faire. S'il est plus jeune les pleurs et le bruit de sa respiration suffisent à les alerter.

Caractéristiques de la laryngite striduleuse

■ **La difficulté de respiration :** l'enfant respire avec effort, comme si on lui comprimait la gorge. On entend très nettement le bruit que fait l'air en passant entre les cordes vocales, mais le rythme respiratoire est peu modifié, c'est-à-dire que la difficulté du passage de l'air n'entraîne pas une multiplication du nombre des inspirations et des expirations (comme le fait une crise d'asthme par exemple).

■ **La toux :** on la retrouve dans presque tous les cas et elle est encore plus impressionnante que la difficulté respiratoire : elle est *aboyante* (comme l'aboiement d'un chien) ou simplement *rauque,* profonde mais en tout cas *bruyante.* Plus ou moins fréquente elle accompagne souvent chaque expiration. Rapidement elle devient douloureuse et elle paraît *épuisante* tant pour l'enfant que pour ses parents.

■ **L'anxiété est constante :** l'enfant est toujours très inquiet de cette difficulté à respirer et son inquiétude aggrave toujours son état. Il a tendance à pleurer, à crier, ce qui ne fait que compliquer son problème respiratoire… et aggraver la peur de ses parents.

Conduite à tenir en attendant le médecin

Cette maladie ayant tendance à récidiver, l'appel au médecin ne concerne que la ou les premières crises. Par la suite on sait généralement ce qu'il faut faire et on en a les moyens, car il est rarement nécessaire d'hospitaliser ces malades. On a déjà chez soi les médicaments à donner. Il faut en tout cas :

■ **Calmer le malade et se calmer soi-même :** car il n'y a certainement pas de danger immédiat. Dégager le cou, desserrer les vêtements.

■ **Obtenir une atmosphère tempérée et humide :** aérer la pièce si elle est chauffée par des radiateurs, faire bouillir de l'eau dans le voisinage du lit.

■ **Appliquer sur la gorge des compresses d'eau tiède,** ce qui a peut-être un effet sédatif plutôt que résolutif.

■ **Assister éventuellement la respiration en prenant** votre enfant dans les bras, assis sur vos genoux, son dos appuyé contre votre poitrine, pour comprimer doucement avec les mains son ventre à chaque expiration. Cesser toute pression au moment de l'inspiration.

■ **Respecter la position que prend l'enfant** (assis, debout, plié en deux; à genoux, à plat ventre, etc...). Ne l'obligez surtout pas à se mettre dans une situation que vous, vous jugeriez meilleure. S'il se met ainsi c'est certainement qu'il en ressent un soulagement, même si vous ne pouvez pas comprendre pourquoi.

Quelques remèdes de la laryngite striduleuse

Aconitum : sera toujours le premier remède à donner en début de crise; toutes les 2 minutes jusqu'à ce que l'enfant se calme.

Spongia : pour les heures suivantes si la toux devient particulièrement pénible, douloureuse.

Hepar Sulfur : pour le retour de l'hôpital ou après le premier traitement d'urgence, si l'enfant reste fatigué, irritable et tousse encore beaucoup.

Les crises d'asthme

Il existe de nombreux cas dans lesquels la respiration d'un enfant devient sifflante et quelque peu difficile sans que l'on puisse véritablement parler de crise d'asthme.

On parle de **broncho-pneumopathies dyspnéisantes,** de **bronchites asthmatiformes** sans pouvoir affirmer qu'il s'agit d'asthme vrai. Le problème n'est donc pas simple, même pour les médecins. Ce qu'il faut savoir ici c'est qu'il est possible d'assister à de vraies crises d'asthme chez l'enfant et qu'il s'agit d'un état impressionnant... lorsqu'il se produit pour la première fois.

Caractéristiques de la crise d'asthme

■ **Difficulté respiratoire :** inspiration et expiration sont également difficiles mais au niveau de la profondeur des poumons et cette difficulté s'accompagne toujours d'une plus grande rapidité du rythme respiratoire.

La suffocation est provoquée par une gêne située au niveau des petites bronches et non pas au niveau du larynx comme dans le faux-croup. La quantité d'air qui peut pénétrer le poumon étant réduite l'organisme réagit en agumentant la fréquence des mouvements respiratoires.

■ **Râles bronchiques :** on entend un bruit anormal, à distance et non pas seulement à l'auscultation : cela ressemble à un léger sifflement (et non plus au bruit de corne que fait le faux-croup). De plus le bruit respiratoire s'accompagne rapidement d'une sonorité humide provoquée par les mucosités bronchiques. On dit qu'il existe des «râles humides».

■ **Modification de la position :** l'enfant peut rarement rester couché, il doit s'asseoir dans son lit ou sur un siège et souvent s'accroupir, se pencher en avant pour pouvoir mieux respirer en exerçant ainsi une pression sur son abdomen. S'il est tout petit il doit être pris dans les bras et promené.

■ **Absence de fièvre** et cela distingue de façon caractéristique cet essoufflement de celui qui pourrait être provoqué par une congestion pulmonaire ou une bronchopneumonie.

Conduite à tenir en attendant le médecin

Il n'existe pas de manœuvre d'urgence à pratiquer car il est toujours possible d'attendre la venue du praticien sans qu'il y ait danger vital.

Il est normal de calmer l'anxiété des petits malades et celle de la mère, de soulager extérieurement l'enfant de tout ce qui pourrait augmenter la difficulté respiratoire, sans plus.

Quelques remèdes de la crise d'asthme

Ils ne sont pas toujours faciles à déterminer, car ils sont nombreux et leurs indications tiennent à des modalités qu'il n'est pas toujours facile de faire préciser à la famille ou au malade lui-même. Il est cependant possible d'essayer :

> **Aconitum :** à donner dès les premiers moments de la crise, si elle est tout à fait inattendue. Il y a généralement anxiété, agitation, pleurs. L'enfant semble avoir peur et quelquefois réclame la venue du médecin. Il a souvent une joue plus rouge que l'autre. Sa toux est sèche, courte. Son pouls très rapide, violent : on voit nettement battre le cœur sous les côtes.

> **Chamomilla :** à donner si la colère et la violence dépassent la peur d'étouffer. L'enfant hurle plus qu'il ne pleure. Une de ses joues est non seulement

plus rouge que l'autre, mais elle est brûlante. Il réclame à boire. Il est couvert de transpiration.

Ipeca : à donner si l'essouflement et la toux sont accompagnés d'envies de vomir, d'efforts de vomissement ou de vomissements fréquents. Toux constante, à chaque expiration. La poitrine semble pleine de mucosités. Il existe un état presque asphyxique avec cyanose.

Pulsatilla : conviendra mieux à des enfants doux et plutôt pleurnicheurs que violents ou anxieux. Ils sont frileux mais cependant réclament de l'air frais. Ils sont mieux si on ouvre les fenêtres et si on les approche de l'extérieur. Ils refusent généralement de boire. Leur toux est sèche la nuit et devient grasse seulement le matin et le jour.

Antimonium Tartaricum : pour les cas comportant plus de mucosités, généralement expulsées par des vomissements. La langue est très chargée, blanche.

Sambucus : plus spécialement indiqué pour les très jeunes enfants qui ont aussi une gêne respiratoire nasale. Leur nez est encombré de mucosités et ils respirent difficilement. La crise d'asthme commence autour de minuit avec des cris. L'enfant se dresse dans son lit. Transpiration profuse, cyanose.

Natrum Sulfuricum : pour tous ceux dont l'asthme est en rapport avec l'humidité extérieure, avec les changements de temps. Les crises se produisent ou s'aggravent plutôt en fin de nuit, vers 4 à 5 heures du matin. Souvent remède de fond, lorsque la sensibilité à l'humidité est très caractéristique ; on donnera alors le remède en très hautes dilutions de plus en plus espacées.

C'est d'ailleurs ce **traitement de fond** qui est beaucoup plus important que celui des crises. Et dans ce domaine la médecine officielle est assez démunie.

Mis à part les cas dans lesquels l'asthme est nettement allergique, et où il est donc possible d'envisager une désensibilisation spécifique, les thérapeutiques allopathiques sont souvent décevantes.

Si les homéopathes ne réussissent pas toujours à améliorer ou à guérir leurs cas d'asthme, ils ont en tout cas plus de chances d'y arriver que leurs confrères qui ne savent pas utiliser cette méthode particulière. Mais cela est souvent difficile et long.

La déglutition ou l'inhalation de corps étrangers

Les accidents de déglutition

Il ne s'agit pas là des absorptions de toxiques dont nous avons déjà parlé, mais de l'absorption d'objet volumineux, de choses dures ou piquantes.

Le jeune enfant mettant tout dans sa bouche, il arrive souvent qu'il avale brusquement un petit objet ou un bonbon pas encore fondu. Il s'agit très souvent de petits jouets en plastique, de toutes petites poupées, de petits animaux, de pièces de jeux de montage, etc...

Si l'objet a passé le pharynx sans inconvénient, il faut admettre qu'il continuera son trajet digestif sans problème. Il est très rare qu'il se trouve arrêté dans une autre partie du tube digestif.

L'inquiétude surgit lorsqu'il s'agit d'un objet piquant ou tranchant (clou, épingle, épingle de sûreté), ou de volume déjà plus important. Dans ces cas : si l'objet s'engage assez facilement et sans provoquer de douleur ou de pleurs, il se peut qu'il continue à faire ainsi son chemin. Mais il faut cependant être **prudent** et tenir l'enfant sous **surveillance** et le laisser au **repos** pendant 48 ou 72 heures. Il est traditionnel également de faire absorber une bouillie farineuse dans laquelle on disperse du coton hydrophile (le volume d'une paume de main).

Pendant le brassage de l'estomac, ces fibres indigestes s'enrouleront probablement autour de l'objet anguleux et faciliteront son passage pylorique... et la suite de son transit. S'il survient, pendant la période d'observation, des douleurs gastriques ou abdominales, des vomissements, ou un ballonnement du ventre il faut prévenir votre médecin qui fera le nécessaire.

Les accidents d'inhalation

C'est le passage dans les voies respiratoires d'autre chose que de l'air.

Il s'agit toujours d'un **accident sérieux**, sauf si la chose est expulsée immédiatement.

■ **La fausse route alimentaire :** c'est l'incident le plus fréquent : le bébé ou l'enfant «avale de travers» et se met à suffoquer et à tousser de façon spasmodique au milieu d'un repas.

La première chose à faire est de **garder son calme** et d'essayer d'**aider l'enfant à expirer** ce qui est entré dans sa trachée. Il se trouve en général «bloqué» en inspiration par un spasme... et par la peur d'étouffer. Il faut donc l'aider s'il ne reprend pas rapidement son souffle : en l'appliquant contre vous, le dos contre votre poitrine, et en exerçant une forte pression sur son thorax et son abdomen, par poussées successives, au rythme de votre propre respiration.

Si cette manœuvre n'est pas efficace : emmener d'urgence le malade dans un service de réanimation.

■ **Inhalation de corps étrangers :** les mêmes petits objets portés à la bouche qui peuvent être avalés par la voie digestive, peuvent quelquefois passer dans les voies respiratoires. Ces cas sont toujours beaucoup plus sérieux.

Si l'objet n'est pas expulsé rapidement, la suffocation persiste avec apparition de cyanose. Il y a danger d'asphyxie. Il y a **grande urgence** et il ne faut pas perdre une minute pour **hospitaliser** ces cas-là. L'extraction sera généralement facile, mais faite sous anesthésie et par des méthodes endoscopiques que seuls des spécialistes peuvent utiliser.

Le coup de chaleur

Voisin de l'**insolation** qui est un coup de chaleur provoqué par une exposition prolongée au soleil, le coup de chaleur peut survenir en n'importe quelle saison si un enfant jeune est soumis à des conditions thermiques anormales : trop de couvertures, pièce trop chaude, ou temps très chaud et lourd, habillement exagéré.

Ces conditions entraînent une transpiration qui n'est pas toujours perçue chez un bébé. Dans un deuxième temps commencent la deshydratation et les troubles métaboliques, eux-mêmes générateurs de fièvre. La régulation thermique ne peut plus s'exercer et la température monte.

Les symptômes du coup de chaleur

■ **Agitation anormale :** le bébé pleure, et plus il pleure, plus son état s'aggrave. En tout cas, il cherche à sortir de son berceau et à trouver ainsi un peu de fraîcheur. C'est aussi le premier signe d'alarme.

■ **Chaleur et fièvre :** la peau de l'enfant donne une sensation brûlante que les mères identifient facilement. Le visage est généralement rouge et congestionné, la respiration rapide. Le thermomètre monte rapidement à 39-40° ou plus.

■ **Soif importante :** un bébé ne sait évidemment pas dire qu'il a soif, mais si on le fait boire on constate qu'il avale goulûment son biberon; dès qu'il est vide il se met à pleurer pour boire encore.

■ **Aucun signe de maladie :** ni rhino-pharyngite, ni grippe, ni maladie digestive (diarrhée ou vomissements).

Conduite à tenir en attendant le médecin

Il faut toujours consulter un praticien pour être certain que cette fièvre brutale ne traduit pas une maladie que vous n'êtes pas capable de reconnaître.

Mais, en attendant son avis, vous pouvez soulager logiquement ces petits malades :

■ **Supprimer un excès de vêtements et de couvertures** en les déshabillant presque complètement et en les installant sur un lit bien aéré. Rafraîchir la chambre.

■ **Donner à boire à volonté :** mais seulement de l'eau de préférence légèrement salée. Surtout ne pas donner de lait ou d'aliment épais que l'enfant prendrait peut-être pour soulager sa soif, mais qu'il risquerait de ne pas garder.

■ **Faire des enveloppements frais** ou **des bains tièdes** comme il est possible de le faire dans les fièvres de toute autre cause (voir p 41).

■ **Les médicaments** homéopathiques ou non sont inutiles si le coup de chaleur est bien réel et dû simplement à une faute d'hygiène.

Le simple fait de supprimer ces causes doit suffire à tout faire rentrer rapidement dans l'ordre.

Les spasmes du sanglot

Certains enfants perdent leur souffle dès qu'ils commencent à pleurer, à la suite d'une colère, d'une frayeur ou d'une douleur : leur poitrine se gonfle d'air pour préparer le cri, mais à ce moment l'expiration ne se produit pas. Un spasme laryngé bloque la sortie d'air et il s'ensuit un **état d'asphyxie** : l'enfant devient d'abord rouge, il prend une expression anxieuse, il s'agite, gesticule, puis il devient bleuâtre et si la crise se prolonge il **perd connaissance** et peut présenter des **sortes de convulsions** des membres pendant quelques secondes.

Dès ce moment et bien souvent auparavant, la respiration reprend sous forme d'un cri, et, à partir de là tout rentre dans l'ordre. La colère ou la douleur peut s'exprimer, sauf s'il y a eu perte de connaissance. Dans ce cas la reprise respiratoire s'installe en même temps que le sommeil avec pâleur plus ou moins importante.

Ces crises sont toujours impressionnantes et redoutées. Les enfants qui y sont sujets en tirent un certain **profit**, car leurs parents en arrivent à leur éviter toute cause de contrariété ou de chagrin. Il ne faut donc pas y attacher trop d'importance car ces enfants, déjà nerveux, deviennent de plus en plus exigeants. Il est plus sage de consulter un médecin pour guérir cet état de **spasmophilie mineure**.

Les symptômes caractéristiques

■ **L'incident ne se produit qu'à l'occasion d'une colère, d'une frayeur ou d'une douleur.** Il n'y a pas de maladie, ni de fièvre préexistante ou concommitante.

■ **L'arrêt de la respiration se produit en inspiration forcée** comme si, brusquement l'enfant se trouvait dans l'impossibilité de crier ; comme si on lui serrait la gorge.

■ **Rougeur du visage et anxiété sont constantes ;** cyanose et syncope sont facultatives ; les convulsions sont rares mais possibles.

Conduite à tenir au moment de la crise

La crise est si courte que le médecin n'arrivera jamais à temps.

■ **Eviter tout affolement** qui ne pourrait qu'aggraver l'anxiété de l'enfant : pas de cris ni de pleurs, maîtriser doucement l'enfant s'il s'agite anormalement.

■ **Ne pas aggraver la situation en fouettant le visage** comme on pourrait le faire en cas de syncope simple. Ne pas, non plus, jeter de l'eau au visage comme certains en ont l'habitude : le choc provoqué par le froid ne peut qu'augmenter l'état spasmodique.

■ **Attendre patiemment que la respiration reprenne**, même si les secondes paraissent très longues, l'ensemble d'une telle crise ne dépasse que rarement une demi à une minute. Or un arrêt respiratoire de cette durée ne présente **aucun caractère de gravité** ni de danger.

■ **Les médicaments quels qu'ils soient ne peuvent jamais être donnés au moment de la crise :** on n'en a pas le temps et de toute façon les choses rentrent dans l'ordre d'elles-mêmes.

En homéopathie, il existe un traitement de l'état spasmodique de l'enfant, mais il doit être adapté à chaque cas particulier. Cela relève donc de la compétence de votre médecin.

On vous conseillera probablement d'avoir chez vous des remèdes à donner en fin de crise comme :

> **Chamomilla :** si ces crises surviennent tout particulièrement à la suite de colères violentes et fréquentes.
>
> **Cuprum metallicum :** si chaque crise est accompagnée de convulsions.

Il vaudra mieux donner ces remèdes en dose 15 CH : une dose entière en fin de crise ou dans les heures qui suivent. A eux seuls ces remèdes peuvent déjà diminuer la fréquence des spasmes.

Les syncopes et les malaises

Certains enfants perdent connaissance plus ou moins facilement, pour des raisons diverses. Un état de jeûne un peu prolongé, une atmosphère trop confinée ou trop chaude, une émotion peuvent provoquer un malaise qui peut aller de la simple pâleur avec état nauséeux à la perte totale de connaissance, avec chute.

Voilà une chose très inquiétante lorsqu'elle se produit pour la première fois et lorsqu'elle est inconnue dans la famille. Souvent l'un des parents a eu la même tendance, ils sont alors moins inquiets de retrouver chez leur enfant ce qu'ils ont connu eux-mêmes.

Les symptômes caractéristiques

■ **Un vertige précède la crise :** les grands enfants savent dire que «leur tête tourne», les plus petits chancèlent, prennent appui sur un meuble ou une chaise. Le vertige est accompagné de pâleur, puis de chute.

■ **Des nausées et sueurs froides** sont également signalées par ceux qui peuvent le faire, elles sont visibles pour les plus petits. Le pouls reste perceptible.

■ **La perte de conscience est plus ou moins complète :** sans aller jusqu'à l'inconscience totale (qui est fréquente) l'enfant peut présenter un état de somnolence brusque ou de demi-conscience, il prend une expression d'inquiétude et de souffrance et ne répond pas aux questions qu'on lui pose.

■ **L'ensemble d'une crise ne dure pas plus de une à deux minutes,** mais celles-ci semblent très longues. Il n'y a pas d'arrêt de la respiration mais souvent accélération. La conscience revient souvent avec un grand soupir.

Conduite à tenir avant l'arrivée du médecin

■ **Allonger l'enfant** sur le sol ou sur un lit, tête basse.

■ **Flageller le visage** modérément mais suffisamment pour provoquer une reprise de la circulation superficielle.

■ **Desserrer les vêtements**, et aérer la pièce ; si cela se produit dans une salle de spectacle, ou une église, sortir l'enfant de ces lieux, loin de la foule.

■ **Les médicaments** viennent toujours après les crises et devront concerner l'ensemble des symptômes de chaque enfant. Il existe certainement dans ces cas un état d'hyperémotivité associé à une fragilité du système vago-sympathique. Aussitôt après les crises il faudra probablement donner :

> **Pulsatilla :** si la cause émotive est nettement prédominante associée à une nette intolérance de la chaleur.
>
> **Ignatia :** si la syncope survient aussi pour des raisons affectives, mais les crises sont précédées de grands soupirs, comme si l'enfant semblait manquer d'air.
>
> **Nux Vomica :** si le malaise est particulièrement accompagné de nausées ou de vomissements. Et encore plus si sa cause est alimentaire et digestive.

Tous ces remèdes ne seront probablement que palliatifs et d'action passagère. Il faudra certainement recourir à des médicaments d'action plus profonde mais ceci sera l'affaire de votre médecin.

Si, dans la grande majorité des cas, ce genre de malaise n'a pas de signification grave, il faut savoir que, quelquefois, ils peuvent être une première manifestation d'une maladie cérébrale chronique comme l'**épilepsie.** Celle-ci se manifeste quelquefois par des « absences » qu'il n'est pas toujours facile de distinguer des malaises simples.

Il est généralement utile de faire tous les examens nécessaires dans les cas douteux. Mais ceci concernera votre médecin.

Lorsque cet état existe chez mes petits malades, je recommande en tout cas d'être particulièrement vigilants au moment des bains de piscine, de rivière ou de mer. Ils sont tous sujets aux accidents d'hydrocution. Or, une syncope qui se produit dans l'eau peut entraîner la mort. Ils doivent donc être tout particulièrement accompagnés et surveillés dans ces circonstances.

Les vaccinations

Ce problème n'a pas été résolu de la même manière dans les différents pays. Cela veut dire qu'il n'existe **pas de règle absolue** en ce qui les concerne.

En France, en tout cas, un certain nombre de vaccinations est obligatoire. Elles concernent la prévention de la diphtérie, du tétanos, de la poliomyélite (vaccin D.T. Polio), de la tuberculose (B.C.G.)

On ne peut donc pas prétendre, chez nous, être pour ou contre les vaccinations, puisque, si on les refuse, on se met en contravention avec la loi.

Ce qui est possible, c'est d'avoir une opinion favorable ou défavorable sur ce problème. Certains homéopathes (les plus nombreux) sont farouchement antivaccinateurs, prétendant qu'un grand nombre de maladies leurs sont imputables. Ils considèrent cet acte comme dangereux et, en tout cas, ne le pratiquent jamais eux-mêmes.

Personnellement, j'ai une opinion un peu plus nuancée. Je considère que tout acte vaccinal présente, en lui-même un certain danger. On inocule sur la peau ou en injection, à un enfant quelquefois très jeune, une substance étrangère, faite de cultures microbiennes atténuées, ou de toxines modifiées, mais qui gardent cependant un certain potentiel agressif, puisqu'elles déterminent généralement une réaction organique. Celle-ci est théoriquement bienfaisante à long terme puisque elle met en jeu des mécanismes immunitaires de protection durable. Elle s'accompagne souvent d'une petite maladie vaccinale, locale ou générale. Dans certains cas, rares, elle peut provoquer des accidents graves.

Le problème est donc d'estimer l'importance relative de la protection et du risque encouru.

Or la rigidité d'une loi ne permet plus de juger de cette façon. Elle ne laisse au praticien aucun choix... autre que de se décharger de ce problème sur un confrère, ou de frauder en fournissant de faux certificats.

Je pense donc, toujours personnellement, qu'il faudrait laisser plus de liberté, aux familles et aux médecins pour décider de la conduite à tenir, dans chaque cas particulier.

Seule l'obligation de la vaccination antivariolique a été récemment supprimée. Dieu merci ! car c'était la plus dangereuse de toutes.

Ceci n'étant pas encore obtenu pour les autres, je peux seulement dire ici ce que je faisais dans ma pratique habituelle. N'étant pas systématiquement hostile à toute vaccination, j'ai d'abord décidé :

■ **De retarder au maximum le moment de les faire :** les textes législatifs étant à ce sujet assez imprécis, ou en tout cas appliqués de façon assez laxiste, on peut toujours gagner du temps :
— ne pas faire un B.C.G. dès la naissance,
— ne pas faire de vaccinations D.T. Polio dès le premier semestre de la vie.

Je considère, en fait, que la vaccination par le B.C.G. peut facilement être retardée jusqu'au moment où un enfant sera admis à l'école ou dans une collectivité si cette vaccination y est obligatoire.

Que la vaccination D.T. Polio n'est utile, surtout en ce qui concerne tétanos et polio, que lorsque l'enfant risque de se blesser : donc pas avant un an au moins. Mais alors je crois que cette vaccination comporte beaucoup plus d'avantage que d'inconvénients et qu'il faut la faire.

■ **De juger du besoin réel de l'enfant** avant cette période dans certains cas.

Il peut être raisonnable d'avancer la date d'un B.C.G. si l'enfant vit dans un milieu où il peut être soumis à une **contamination tuberculeuse** (famille ou voisinage), et surtout s'il est lui-même issu de parents ayant contracté cette maladie.

Il peut être prudent d'avancer une vaccination antipolio si l'on entend parler de cas **épidémiques** dans le pays ou la région où vit l'enfant.

Il faut le faire si une famille s'**expatrie** dans un pays « à risques » (Afrique, Asie...) et faire pratiquer alors les vaccinations conseillées par les organismes internationaux.

Conclusion

Ayant la responsabilité d'un enseignement, j'ai toujours ressenti la difficulté qu'il y avait à satisfaire toutes les personnes d'un groupe, aussi limité soit-il, lorsqu'on essaie de communiquer son savoir.

Lorsque j'ai terminé l'essentiel de cet ouvrage, j'en ai soumis le texte à un certain nombre de personnes et tout particulièrement à certains pédiatres homéopathes que j'avais moi-même formés. L'ensemble des remarques qui m'ont été faites concernait le fond plus que la forme : pour les uns ce que je disais là était trop compliqué, et était une information intermédiaire entre ce que pouvaient attendre des non-médecins et des praticiens débutant en homéopathie ; pour les autres, il aurait fallu ajouter un certain nombre de choses, compléter la liste des remèdes, mieux montrer les tableaux cliniques.

Ma conclusion a été que je devais me trouver à peu près dans une bonne moyenne pédagogique : ce que j'avais écrit, pouvait convenir à une moyenne de lecteurs.

Quel usage sera-t-il fait de ce livre ? Il m'est évidemment impossible de le dire. Je souhaite surtout qu'il aide certaines familles à soulager leurs petits malades, dans des situations simples, sans leur faire courir aucun danger. Si de jeunes médecins veulent en tirer quelque enseignement pour leur pratique journalière, je serai également heureux de leur avoir apporté une aide momentanée. S'ils obtiennent, grâce à lui, quelque succès thérapeutique dans des cas faciles, qu'ils sachent que ce n'est que par un travail assidu et par une pratique constante qu'ils dépasseront ce premier stade de « médecine familiale » pour devenir de véritables « maîtres de l'art de guérir » pour employer les termes chers à Hahnemann, inventeur de l'homéopathie.

Ce sera long et difficile, mais je leur promets qu'ils en tireront de grandes satisfactions. Il est infiniment plus gratifiant de soulager ou de guérir un malade avec une dose infinitésimale de médicament exactement adapté à son état, plutôt que d'obtenir ce résultat avec un traitement valable pour tout le monde, mais dont on ne sait jamais si la quantité et le nombre des remèdes est tout à fait indispensable.

Je ne connais pas de médecin homéopathe compétent qui ait renoncé à cette méthode parce qu'il la jugeait insuffisante ou peu fiable.

Je crois qu'il y a peu de familles qui abandonnent l'homéopathie après l'avoir pratiquée sérieusement.

Mes références bibliographiques

L'essentiel a été pris dans le : *Répertoire de Kent.*

Je me suis, par ailleurs, reporté à :

— Margaret Tyler : *Acute conditions, injuries, etc...*
— Ruddok : *Homeopathie treatment of infants and children*
— Douglas B. Borland : *Homeopathie for mother and infant*
— Boericke : *Materia medica with repertory*
— Boger : *Synoptic Kay of Materia Medica*

Index

Table des matières

Achevé d'imprimer
sur les presses de
SCORPION,
Verviers
pour le compte des
Nouvelles Editions Marabout
D. février 1984/0099/36
ISBN 2-501-00493-0